Wolfram Frietsch

Poesie trifft Resilienz

Über die Heilkraft des Poetischen

AF544224

resilienz-verlag.de

Gewidmet ist dieses Buch

dem gemeinnützigen Verein Resilienz und Literatur e. V.

Die Deutsche Bibliothek verzeichnet diese Publikation in der Deutschen Nationalbibliografie; detaillierte bibliografische Daten sind im Internet über dnb.dnb.de abrufbar.

Copyright © **resilienz**-verlag.de, Gaggenau 2024
www.resilienz-verlag.de
Alle Rechte an Inhalt und Gesamtgestaltung vorbehalten, insbesondere das Recht des öffentlichen Vortrags sowie der Übertragung durch Rundfunk und Fernsehen, auch in einzelnen Teilen. Jede Verwertung ohne Zustimmung des Verlages ist unzulässig. Kein Teil dieses Werkes darf in irgend einer Form (durch Fotografie, Mikrofilm oder andere Verfahren) ohne schriftliche Genehmigung des Verlages übersetzt, reproduziert oder unter Verwendung elektronischer Systeme verarbeitet, vervielfältigt oder verbreitet werden.
Druck und Vertrieb: Books on Demand GmbH
E-Book: 978-3-911069-07-6

Printed in Germany

ISBN 978-3-911069-06-9

Wolfram Frietsch

Poesie
trifft
Resilienz

Über die Heilkraft des Poetischen

resilienz-verlag.de

Inhalt

Poesie trifft Resilienz

Über die Heilkraft des Poetischen

Was morgen ist,
auch wenn es Sorge ist,
ich sage: Ja!

Wolfgang Borchert, GW, 389

Ginkgo

Ginkgo biloba

Dieses Baums Blatt, der von Osten
Meinem Garten anvertraut,
Giebt geheimen Sinn zu kosten
Wie's den Wissenden erbaut.

Ist es Ein lebendig Wesen,
Das sich in sich selbst getrennt,
Sind es zwey die sich erlesen,
Daß man sie als Eines kennt.

Solche Frage zu erwiedern
Fand ich wohl den rechten Sinn,
Fühlst du nicht an meinen Liedern
Daß ich Eins und doppelt bin.[1]

Die Zweiheit ist eine grundlegende Konstante der Welt. Sie zieht sich wie ein roter Faden durch die Geschichte der Menschheit. Alles ist von Zweiheit durchdrungen. Doch was ist das Eine? Es ist der Untergrund der Zweiheit. Die Dualität, wie sie sich im Ginkgo-Blatt manifestiert, kann sich nur aufgrund der Einheit des Blattes als eine Zweiheit zeigen. Das Duale und das Eine sind nur scheinbar getrennt. In Wirklichkeit gibt es keine Trennung.

Johann Wolfgang von Goethe findet die Zweiheit in einem Ginkgo[2]-Blatt: „Ist es Ein lebendig Wesen / Das sich in sich selbst getrennt". Das Ginkgoblatt ist in zwei Bereiche geteilt, die als Dualität aufgefasst aber als Einheit wahrgenommen werden.

1 „Gingo [sic] biloba" aus: *West-östlicher Diwan*, 1819, 1. Auflage.
2 Goethe verwendete auch die Schreibweise *Gingo*.

Das Blatt wird für Goethe zu einem Spiegel seiner selbst: „Fühlst du nicht [...] Dass ich Eins und doppelt bin?“ Er spricht hier von einem Gefühl, nicht vom Denken oder Erkennen. Es ist ein Gefühl, dass die Gegensätze der Welt im Grunde eins sind. Siegfried Unseld schreibt über das Gedicht:

> Das Gedicht, in drei Strophen zu jeweils vier Versen in vierhebigen Trochäen, thematisiert den Auftrag des Schriftstellers. Die erste Strophe fragt nach dem „geheimen Sinn“ dieses „Baum's Blatt“, eine auffallende, deiktische Alliteration. Die zweite Strophe formuliert das Paradox von Einheit und Zweiheit als Rätsel. In der dritten Strophe dann – als Antwort auf den „geheimen Sinn“ – der „rechte Sinn“, die Auflösung des Rätsels.[3]

Goethe, der sich als Kollektivwesen bezeichnet – „Mein Werk ist das eines Kollektivwesens, und es trägt den Namen Goethe“[4] –, spricht von Einheit *und* Dualität. Wenn die Beziehung zwischen Mann und Frau ausgeklammert bleibt und die Frage nach der Zweiheit des Menschen und seiner Sehnsucht nach dem Einssein gestellt wird, verweist dieses Gedicht auf die Sehnsucht nach Einheit.

* * *

Poesie ist das Intimste, das es in der Literatur gibt. Dichter füllen keine Säle oder Hallen. Ein Gedicht ist ein Zwiegespräch, deshalb passen Gedichte auch nicht in ein neoliberales Weltsystem, das Effizienz über Menschlichkeit, Profit über Nachhaltigkeit und Effektivität über Spiel stellt. Fortschritt ist das Zauberwort, das seit Jahrhunderten Wirtschaft, Politik und Kultur vorantreibt.

3 Siegfried Unseld: *Goethe und der Ginkgo. Ein Baum und ein Gedicht.* Frankfurt 1998, 62.

4 Jeremy Adler: Goethe. *Die Erfindung der Moderne. Eine Biographie.* München 2023, 152.

Zählt in der Buchbranche wirklich die Qualität der Bücher oder geht es eher um Verkaufszahlen? Ist ein guter Film nicht der, der von Millionen Menschen weltweit gesehen wird? Das handwerkliche Können von *Indiana Jones* ist unbestritten, aber was bleibt außer der reinen Unterhaltung in uns zurück? Übertrifft die immer komplexer werdende Geschichte der *Star Wars*-Filme die inhaltliche Sprengkraft und die damit einhergehende Individuationsthematik der ersten drei Filme, als Luke Skywalker und die Seinen erkannten, dass Kampf nicht die Lösung sein kann?

Ist eine Serie wie *Ein Herz und eine Seele*, die in den 1970er-Jahren live vor Publikum gespielt wurde und mit ihren provokanten Dialogen auch heute noch für Irritation oder zumindest Kopfschütteln sorgt, nicht wesentlich höher zu bewerten als *Friends* oder *Big Bang Theory*, deren Lacher auf den Punkt genau eingespielt sind und deren Dialoge von einem Autorenteam sorgfältig so komponiert werden, dass sie „wirken“ müssen?

Die Diskussion um Künstliche Intelligenz führt noch weiter weg vom Gedanken der Poesie, denn ein Gedicht ist und bleibt immer etwas Einzigartiges. Würden wir die Gedichte von Hölderlin, Rilke, Celan, Heine oder Goethe quantitativ addieren, kämen wir nicht einmal in die Nähe des wortgewaltigen Oeuvres der Thomas-Mann-Romane. Aber Quantität schlägt nicht Qualität. Beides, das erzählerische Romanwerk und die lyrische Verknappung, können nebeneinander bestehen. Das ist entscheidend, dass Lyrik, Poesie oder Gedicht gleichberechtigt neben Roman, Drama und Erzählung existieren können.

Im Grunde ist uns die Welt fremd geworden. Zwar war sie das schon immer, aber heute können wir benennen, was uns fremd geworden ist. Als fremd gilt, was nicht mehr zweckmäßig sein wird und sinnvoll ist das, was uns durch die nächste Zeitenwende führt. Gleichzeitig fühlen wir uns gedrängt, uns von einem Konzept zu verabschieden, das mit Schlagworten wie Kosten-Nutzen-Optimierung, Gewinnmaximierung oder auch Effektivität und Fortschritt umschrieben wird, heute aber nur noch als Ignoranz gegenüber der Biosphäre gelten muss. Die Poesie hingegen erlaubt uns, den Moment immer wieder neu zu entdecken, was eigentlich ein Merkmal von Nachhaltigkeit darstellt. Der Fortschritt führt an solchen Momenten geradewegs vorbei.

Wenn Resilienz als Widerstandsfähigkeit definiert wird, dann bedeutet das, in eine Welt eingebettet zu sein, die uns umgibt und die alles enthält, was ist: Mensch und Tier, Natur und Kosmos, Ungeziefer und Bakterien. Optimistisch formuliert es der Bestsellerautor Jeremy Rifkin in seinem 2022 erschienenen Buch *Das Zeitalter der Resilienz. Leben neu denken auf einer wilden Erde*. Er schreibt:

> Das Zeitalter des Fortschritts ist zu Ende und das Zeitalter der Resilienz bricht an. Alles, was wir zu wissen meinten, was wir glaubten und auf das wir uns verlassen haben, gilt nicht mehr. Wir stehen am Beginn einer neuen Reise, auf der wir neu über unsere Spezies und ihren Platz auf der Erde nachdenken müssen und die Natur unsere Schule ist. Der Übergang vom Zeitalter des Fortschritts zum Zeitalter der Resilienz bewirkt schon heute ein philosophisches und psychologisches Umdenken und einen Einstellungswandel. Es handelt sich um einen Umbruch, der die vollständige Neuausrichtung unserer Verortung in Raum und Zeit verlangt. (Rifkin, 11)

Rifkin erteilt der „Effizienz“ eine deutliche Absage. Effizienz stürzt uns in den „Ruin“, zerstört Gesellschaft, Miteinander und Umwelt oder Mitwelt. „Immer höher, immer weiter“ kann nicht der Ruf der neuen Zeit sein. Eher sind die leisen Töne gefragt, die Gedanken über die Dinge, das Zwischenmenschliche oder das Ungewöhnliche, das Einfache, das Vertraute, das neu gedacht und neu erfahren werden muss. Dazu Rifkin:

> Wenn im Zeitalter des Fortschritts die Effizienz den Takt vorgab, dann ist es im Zeitalter der Resilienz die Anpassungsfähigkeit. Die Umorientierung von der Effizienz zur Anpassungsfähigkeit ist die Voraussetzung, um unsere Entfremdung von der Erde zu überwinden und uns in die Vielzahl der irdischen Akteure einzugliedern – eine Neuorientierung menschlichen Handelns auf einem zunehmend unberechenbaren Planeten. [...] Der Übergang von der Effizienz zur Anpassungsfähigkeit geht mit umfassenden Umwälzungen in Wirtschaft und Gesellschaft einher, etwa der Verschiebung von Produktivität zu Erneuerbarkeit, von Wachstum zu Wohlstand, von Eigentum zu Zugang, von Märkten mit Käufern und Verkäufern zu Netzwerken mit Anbietern und Nutzern, von linearen Prozessen zu kybernetischen Prozessen, von vertikaler zu lateraler Integration, von zentralisierten zu dezentralen Wertschöpfungsketten, von Unternehmenskonglomeraten zu agilen, hoch technisierten kleinen und mittelgroßen Genossenschaften, verlinkt in variablen Gemeingütern, von geistigem Eigentum zu Open Source, von Nullsummenspielen zu Netzwerkeffekten, von der Globalisierung zur Glokalisierung, vom Konsumismus zu Ökosystemdienstleistungen, vom Bruttoinlandsprodukt zu Indikatoren der Lebensqualität, von negativen externen Effekten zur Kreislaufwirtschaft, von der Geopolitik zur Biosphärenpolitik. (Rifkin, 12)

Kapital wird zu „ökologischem Kapital“, der uns umgebende Raum wird nicht mehr ausgebeutet, sondern einfühlend genutzt. Nicht mehr (m)ich allein zählt, sondern wir alle sind Prozesse aus allem, was ist. Niemand ist eine Insel, niemand ist allein: „Wir sind buchstäblich Teil des Planeten, und diese Tatsache sprengt die lieb gewonnene Vorstellung vom Menschen, der sich über die Natur erhebt“ (Rifkin, 14).

War es ein umwälzender Paradigmenwechsel, als das geozentrische Weltbild vom heliozentrischen Weltbild abgelöst wurde, so suchen wir heute nach einem Leben, das auch das heliozentrische Weltbild ablösen kann. Wir sind nicht mehr von unserem Universum oder unserer Milchstraße umgeben, sondern von Myriaden von Welten. Ist die Suche nach Außerirdischen nicht die stille Hoffnung auf eine Bestätigung, das dunkle, kalte Universum auch außerhalb der menschlichen Sphäre mit Leben erfüllt zu wissen? Aliens als Projektion der inneren Hoffnung auf eine vernetzte und verbundene Welt, deren Zentrum aber was ist?

Die Sehnsucht nach Zusammenhang, drückt sich als Hoffnung aus. Gedichte sind Momente dieser Hoffnung.

Gedichte stellen einen Zusammenhang zwischen der Welt und dem Menschen her. Ihre Zeitlosigkeit und stille Wirkkraft machen sie zu einem idealen Vertreter der Resilienz. Gerade an und in der Poesie erfahren wir die Welt und ihr tiefes Geheimnis neu. Es sind Verse, die die Menschen seit Jahrhunderten auf ihrem Weg begleiten. Sie vermitteln den Eindruck, ahnungsvoll etwas von der Reise und dem Ziel aufzeigen zu können, wohin uns das noch im Dunkeln liegende Leben zu führen vermag.

Poesie ist das Licht in der Dunkelheit, eine Stimme der Beharrlichkeit mit einer einzigen Botschaft.

Gedichte · Lyrik · Poesie

Auf dem Tische Brot und Wein.
Georg Trakl

Mein Großvater war keiner, dem Poesie in die Wiege gelegt worden war. Er hatte kein leichtes Leben, machte aber das Beste aus seinen Möglichkeiten. Früh wurde seine Familie auseinander gerissen und die Kinder auf Onkel und Tanten verteilt. Er wuchs bei einem Onkel auf und sah seine Geschwister erst nach Jahren wieder. Manche ihrer Namen hatte er sogar vergessen. Mein Opa erlebte den Ersten und Zweiten Weltkrieg, war Aushilfsbriefträger, machte eine Lehre und heiratete. Gemeinsam mit meiner Oma wurde ein Geschäft aufgebaut, das Jahrzehnte bestand. Er erlebte den Zusammenbruch mehrerer Währungssysteme, den Niedergang des Kaiserreiches, die Wirren der Weimarer Republik, die NS-Diktatur und die Entwicklung Deutschlands zur Demokratie. Er besaß religiöse Bücher, ob er sie gelesen hat, weiß ich nicht; er war ein geschickter Handwerker, saß einige Jahre im Gemeinderat, gehörte örtlichen Vereinen an und lebte sein Leben als Vater von drei Töchtern und Großvater von drei Enkelkindern. Er war nüchtern und stur. Ein echter Schwarzwälder. Große Gefühlsregungen waren ihm fremd. Nach seinem Tod fand ich in einem seiner Briefe an meine Großmutter folgende Zeilen, die eine ganz andere Seite von ihm offenbaren:

Du bist mein, ich bin dein.
Dessen sollst du gewiss sein.
Du bist eingeschlossen
in meinem Herzen,
verloren ist das Schlüsselchen:
Du musst auch für immer darinnen bleiben.

Dû bist mîn, ih bin dîn.	a
des solt dû gewis sîn.	a
dû bist beslozzen	b
in mînem herzen,	b
verlorn ist das sluzzellîn:	a
dû muost ouch immêr darinne sîn.	a

Die Originalverse wurden 1180, also vor über tausend Jahren, verfasst. Es ist bis heute eines der bekanntesten Liebeslieder. Den Verfasser kennen wir nicht. Ob es sich tatsächlich um ein Liebesgedicht oder ein religiöses Gedicht handelt, kann nicht eindeutig entschieden werden. Es ist aber bemerkenswert, dass so wenige Zeilen so viele Jahrhunderte überdauert haben und die Menschen immer noch berühren.

Es ist möglich, dass mein Großvater mit diesen Zeilen, die er aus einem Schützengraben des Ersten Weltkriegs schrieb, das Herz meiner Großmutter erobert hat. Immerhin waren die beiden fast 40 Jahre lang verheiratet, bevor meine Oma starb. Mein Großvater überlebte sie um fast 20 Jahre. Geheiratet hat er nicht mehr.

Aber was macht dieses Gedicht zu einem so besonderen und die Zeit ignorierenden Gedicht?

Es berührt durch seine Einfachheit das Herz. Sehen wir näher hin. Es findet sich ein schlichtes Reimschema (aa bb aa) und nur eine Strophe. Das langgezogene und betonte „î“ lenkt eine gewisse Aufmerksamkeit auf sich. Ansonsten sind keine besonderen Merkmale auszumachen außer einer rhythmisierten Grundmelodik, in der sich Jambus und Daktylus abwechseln. Wird das Metrum mitbetrachtet, dann zeigt sich das Gedicht komplexer als es auf den ersten Blick den Anschein hat. Es hat eine originelle Form, die mit dem eher simpel gehaltenen Inhalt kontrastiert.

Das angesprochene Reimschema kennt man von Büttenreden oder launigen Versvorträgen. Bekannt ist es beispielsweise aus Goethes *Faust*:

Da steh ich nun, ich armer Tor! a
Und bin so klug als wie zuvor; a
Heiße Magister, heiße Doktor gar b
Und ziehe schon an die zehen Jahr b
Herauf, herab und quer und krumm c
Meine Schüler an der Nase herum c

Genau so stellt man sich ein Gedicht vor und versucht dies nachzuahmen, beispielsweise für einen Geburtstagsspruch:

Wir wünschen dir, noch viele Jahr
und dass du kommst mit uns gut klar.
Du bist ein Freund, den wir gern seh'n
sonst würden wir zu 'nem andern geh'n.

Zweierlei fällt auf. Zuerst der überaus simple Reim (Jahr / klar; seh'n / geh'n) und die Hilflosigkeit beim Versmaß (statt „gerne" heißt es „gern" und statt „einem anderen" heißt es: „'nem andern"). Die Verse sind nicht das, was künstlerisch wertvoll genannt werden kann, aber sie erfüllen ihren Zweck.

Nur wenige von uns sind zum Dichter berufen. Alle anderen schreiben Gedichte, wenn überhaupt, nur zu besonderen Anlässen wie einer Hochzeit oder einem Geburtstag. Einfach sollen sie sein und unterhaltsam bis witzig; dennoch, es ist eine Aufgabe, die so manchen ins Schwitzen bringt. Das Wichtigste ist der Reim, heißt es. Gedichte müssen sich reimen. Das mag stimmen oder auch nicht, denn ein Gedicht ist weit mehr als Reim und Metrum, ein Gedicht ist Poesie.

Im Film *Der Club der toten Dichter* von 1989 lässt der Englischlehrer John Keating, gespielt vom legendären Robin Williams, seine Schüler sämtliche Seiten aus einem Lehrbuch herausreißen, die Anweisungen zum Verständnis eines Gedichts enthalten. Keating plädiert für die Unmittelbarkeit, Kraft, Schönheit und Macht von Versen. Es geht ihm um das persönliche Erleben und nicht um das Auswendiglernen von Stoff.

Im Film werden Gedichte von Walt Whitman, Henry David Thoreau oder Robert Frost zitiert. Keating, ganz in seinem Element als Anwalt der Poesie, lässt sich von seinen Schülern mit dem Vers *O Captain! My Captain!* ansprechen, ein Vers aus Walt Whitmans gleichnamigem Gedicht von 1865. Der Film stellt der konservativen Lehrmeinung eine revolutionäre Selbstbestimmung gegenüber. Oder um es mit Walt Whitmans Versen auszudrücken: „Du bist hier, damit das Leben blüht / und die Persönlichkeit [...]“

Gedicht und Poesie

Poesie ist eine kulturelle Errungenschaft, die sich von bloßer Meinungsäußerung unterscheidet. Wir sprechen nicht: „Oh Edler, reiche mir die Butter fein ...“, sondern sagen: „Bitte gib mir die Butter.“

Wir sagen nicht: „Du freundlicher Geselle, wie du uns kutschierest in aller Schnelle zum nächsten Haus der weinseligen Freude, soll ein Geschenk für Gaumen und Herzen sein!“ Sondern wir instruieren den Taxifahrer, uns zur nächsten Kneipe zu fahren. Das klingt nicht nur prosaisch. Das ist es auch.

Der Alltag *ist* Prosa. Der besondere Moment im Alltag *ist* Poesie. Und doch ist es nicht ganz so einfach. Denn jeder von uns hört jeden Tag Gedichte und erfreut sich daran. Wir hören mehr Reime als Generationen früher, nehmen mehr Poesie in uns auf, als Menschen vor hundert Jahren und wir fühlen uns von Poesie getröstet, gestärkt, berührt, inspiriert oder herausgefordert. Die Rede ist von all den Liedern und Songs, die wir im Radio oder über eine Streaming-App empfangen. Jedes Lied ist ein Gedicht. Und manchmal ist ein Dichter auch Sänger oder Nobelpreisträger wie Robert Allen Zimmermann, besser bekannt als Bob Dylan.

Sobald wir bei Liedern mitsingen, werden wir zu Mit-Dichtern. Vielleicht verändern wir sogar einige Verse, damit sie unterhaltsamer klingen oder singen „alberne“ Schlager nach, um ein Gemeinschaftsgefühl zu entwickeln. Wie sonst könnten Bierzeltmelodien („Oans, zwoa, gsuffa“) oder Ballermann-Hits („Hölle, Hölle, Hölle“) oder Songs wie „Atemlos“ überleben? Im Prinzip sind es Gedichte, über deren Qualität man gar nicht erst urteilen sollte. Gedichte begegnen uns jeden Tag, nicht nur zu bestimmten Anlässen. Sind Gedichte zu einem Teil unseres Lebens geworden? Auf jeden Fall! Sie sind nicht nur Teil davon, sondern begleiten uns als Ratgeber, Spaßmacher, Taktgeber, Helfer in der Not oder Inspiratoren. Es gibt auch Gedichte, die etwas Besonderes ausdrücken, sodass sie für uns eine wichtige Bedeutung bekommen. Nehmen wir an, wir haben als Kind vor dem Einschlafen gebetet: „Müde bin ich, geh' zur Ruh', Schließe meine Äuglein zu. Vater laß die Augen dein über meinem Bette sein. [...]“, dann hat das nicht nur unsere Kindheit geprägt, sondern gibt uns auch heute noch einen Moment an Geborgenheit zurück.

Außerdem hat jeder ein Gefühl dafür, ob ein Gedicht ihn anspricht oder nicht. Man muss mit dem Dichter nicht übereinstimmen. Ja, wir müssen überhaupt nichts von Reim, Versmaß oder Metrik verstehen. Allein die Aussage „das gefällt mir“ zeigt eine Verbindung, die man zwar benennen, aber nicht näher begründen kann. Ich weiß, dass es Zweckgedichte gibt, also solche für einen bestimmten Anlass. Ich weiß, dass es auch Gedichte gibt, die etwas ausdrücken, das nicht an eine Absicht gebunden ist, sondern mehrdeutig und vielschichtig wirkt. Sobald wir uns fragen, warum das so ist, werden wir von einem Virus befallen, der sich in einer unbestimmten Sehnsucht manifestiert. Wir müssen wissen, warum es uns berührt. Und wir können noch ein Schritt weiter gehen: wir müssen wissen, warum und wofür wir ein Gedicht verwenden können. Als Selbstzweck? Als Mittel für etwas anderes? Als Hilfestellung, um eine Lebenssituation, ein Gefühl, eine

Sehnsucht oder eine Hoffnung auszudrücken? Wenn Letzteres der Fall ist, kann das Gedicht zum Ratgeber werden, ohne ein Ratgeber zu sein, denn ein Gedicht weiß nicht, welchen Rat es gibt. Es kennt weder unsere Befindlichkeit noch unsere Probleme.

Wir können also die „Schönheit" der Worte genießen, ohne zu wissen, wie ein Gedicht aufgebaut ist. Was kümmert es uns, wie eine Halskette oder eine Krawatte hergestellt wurde? Wir kaufen sie, verschenken sie oder benutzen sie. Oder wir holen ein Schmuckstück immer wieder hervor und betrachten es, ohne sagen zu können, warum. Wir bewundern die Reinheit einer Perle oder den Schliff eines Diamanten oder wir sehen unsere alte Kinderzeichnung und sind nicht fasziniert davon, wie sie gemacht wurde, sondern von der Erinnerung, die sie festhält. Sie wurde vor „ewigen Zeiten" von uns selbst angefertigt. Das ist berührend und bestimmt die Beziehung, die wir zum Bild haben. Dadurch, dass wir etwas, das für uns von Bedeutung ist, immer wieder betrachten, entsteht eine Verbindung, die uns spiegelt. Wir finden uns darin wieder. Marcel Proust schrieb einmal:

> Ich würde nach „Originalausgaben" suchen, das heißt nach denjenigen, aus denen ich von diesem Buch einen originalen Eindruck erhalten hatte, denn die folgenden Eindrücke sind das ja nicht mehr. Romane würde ich in Einbänden von ehemals sammeln, denjenigen aus der Zeit, in der ich meine ersten Romane las [...]

Proust interessiert sich nur für solche Erstausgaben, wie er sie einst zum ersten Mal in den Händen gehalten hatte, weil sie für ihn Bindungen, Gefühle und Emotionen speichern. Das kann ein Buch oder ein beliebiger Gegenstand der Kindheit sein. Es muss eine Bedeutung für ihn gehabt haben. Und die Struktur eines Gedichtes, sozusagen sein Bauplan, hat eine solche Bedeutung. Bei einem Computer nützt es wenig, die Bauanleitung zu studieren und seinen Schaltplan genau zu kennen, wenn ich mit dem Computer ein Bild bearbeiten oder einen Satz schreiben möchte. Ein Schaltplan hat zwar einen gewissen ästhetischen Reiz, aber für die Möglichkeit, das Gerät zu benutzen, ist das unerheblich. Wichtig für ein Gedicht sind die Form oder die rhetorischen Mittel. Deshalb möchte ich neben dem Inhalt und dem Gehalt darauf eingehen, was den funktionalen Aspekt eines Gedichtes ausmacht. Meine Hoffnung ist, dass ein Gedicht dann mehr geschätzt werden kann und eine tiefere Verbindung zur Kraft der Poesie entsteht.

Brücken bauen

Warum Poesie? Warum Gedichte? Warum Lyrik?[5] Gedichte (Poesie) sind sprachlich und stilistisch prägnante Texte. Sie vermeiden lange Beschreibungen, sind formal gut durchdacht und äußerst präzise in ihrem Ausdruck. Gedichte mögen auf den ersten Blick an ein Poesiealbum erinnern, aber das sagt noch nichts darüber aus, was ein Gedicht ist. Gedichte sind Poesie. Als ein Aspekt des Poetischen verklären sie den Augenblick, indem sie etwas berühren. Der Augenblick wird zu Poesie. Poesie kann ein Mahl, eine Begegnung, eine Stimmung, ein Abend, ein besonderer Moment sein. Poesie kann aber auch aus Worten bestehen, in einem Text, der sich auf komprimierte Art und Weise mitteilt. Es geht um den poetischen Moment im Gedicht, der über das Gedicht hinausweist, weil er etwas mitteilt und das Gedicht zu etwas Besonderem wird, weil es *sagt*, was vorher nicht gehört wurde.

Ein Gedicht wird zur Poesie, wenn ich mich mit ihm anfreunde. Poesie wirkt wie ein Gespräch unter guten Freunden und wie ein Trost für die Seele. Deshalb kann man von der *Heilkraft der Poesie* sprechen, einer Kraft, die mich zu dem werden hilft, was ich bin oder sein soll.

5 Es ist hier nicht wichtig, zwischen Poesie, Gedicht oder Lyrik zu unterscheiden. Sie haben unterschiedliche Bedeutungen, aber eines ist ihnen gemeinsam: es handelt sich um Poesie, die wir von Prosa und Epik abgrenzen.

Jedes Gedicht hat eine Form, einen Inhalt und eine Bedeutung. Es trägt zugleich Leben in sich, mit dem wir in Beziehung treten können. Das erlebende Lesen eines Gedichts ist ein subjektiver und allgemeiner Faktor. Es ermöglicht, die Besonderheit eines Gedichtes zu begreifen. Es gilt, die in den Gedichten ausgedrückten Gedanken zu verstehen und einen Prozess in Gang zu setzen, der sich als ein Erfahrungsfeld offenbart.

Aufbau des Buches

Das Potenzial dieser Arbeit liegt in einer literarischen, möglicherweise philosophischen Studie. Zusätzlich ließe sich ein psychologischer Aspekt von fachkundiger Seite ausarbeiten.

Mein Ansatz kommt aus der Literatur, genauer gesagt aus der Literaturwissenschaft. Ich sehe zahlreiche Entsprechungen meines Ansatzes mit der literaturwissenschaftlichen Forschung, jedoch ist Letztere bislang ohne die Berücksichtigung des Resilienz-Aspektes ausgekommen.

Der Anhang enthält Informationen zu Aufbau und Technik eines Gedichts sowie eine Übersicht über die Resilienzfaktoren. In der Wissenschaft sind elf Resilienzfaktoren von Bedeutung, die ich in diesem Zusammenhang auf *sechs* zusammengefasst habe.

Meiner Meinung nach kann der aufmerksame und interessierte Leser[6] in der Auseinandersetzung mit Resilienz und Poesie oder Resilienz und Literatur eine geistige Heimat finden, die ihm die Möglichkeit bietet, Gedichte mit anderen Augen zu sehen und für sich und sein Leben neu zu entdecken. Ein durchaus sinnstiftendes Unterfangen.

6 Nicht immer einfach ist es, sich an das zurecht betonte Gendering zu halten. Wo im Text das verwendete „wir“ auftaucht, meint es jeweils Lesende und Autor.

Reise in das Seelenland

> Nur wer bereit zu Aufbruch ist und Reise,
> Mag lähmender Gewöhnung sich entraffen. [...]
> Des Lebens Ruf an uns wird niemals enden ...
> Wohlan denn, Herz, nimm Abschied und gesunde!
>
> Hermann Hesse

Leben ist Kunst und alle Kunst ist Leben. Poesie ist Kunst *und* Leben. Aus dem Lebendigen entstanden, kann ihre Geschichte verworren oder unklar sein, so ist sie dennoch poetisch. Wie jeder Text ist jedes Leben lesbar. Dazu muss das Leben entziffert oder decodiert werden. Hier geschieht das unter dem Aspekt von *Resilienz*. Um einen Eindruck von der Bedeutung der Resilienz im Gedicht zu vermitteln, wird jedes Gedicht als Resilienzstrategie interpretiert. Dieses Buch ist kein Ratgeber, sondern ein Buch über gelebte und in Gedichten ausgeformte Resilienz-Erfahrungen.

Der Begriff *Resilienz* beinhaltet die Aufforderung, sich dem Leben zu stellen. Die Welt, wie sie ist, ist lebendig. Sich vor ihr zu verstecken, ist genauso unmöglich, wie aus ihr zu fliehen. Es gilt, sich der Welt und dem Leben zu stellen.

Jedes Menschenleben ist geprägt von Schicksalsschlägen, Disharmonien, inneren Konflikten, Defiziten, Störungen oder Krankheiten. Wir spüren sie an uns selbst oder erkennen, dass etwas nicht mehr stimmt wie es stimmen sollte. Die Suche nach Ursachen, führt uns nach innen. Was ist mit mir? Warum fühle ich mich so?

Um diese Fragen zu beantworten, kann nach einem Spiegel gesucht werden. Leider versagen Spiegel, wenn es darum geht, das Innere außen anzuzeigen. Dafür gibt es andere, d. h. metaphorische Spiegel, die helfen, uns neu zu betrachten. Ein solcher Spiegel ist die Literatur und in diesem Fall die Poesie. Sich mit ihr zu beschäftigen heißt, sich mit sich selbst zu beschäftigen. Dazu gehört die Grundannahme, dass dies gelingen kann und dass Poesie und Resilienz zusammen betrachtet werden können. Resilienz bedeutet, dass unsere Widerstandskräfte aktiviert werden und wir uns den Herausforderungen und Aufgaben des Lebens erneut stellen können. Resilienz meint „psychische Widerstandsfähigkeit“[7]. Oder nach aktueller Definition:

> Mit Resilienz wird der Begriff „Widerstandsfähigkeit“ verbunden, aber auch – wenn man es aus dem Englischen ableitet – Spannkraft und Elastizität. [...] Bengel und Lyssenko referieren drei Perspektiven zum Resilienzbegriff: 1. Resilienz als (Stress-)Resistenz gegenüber einem Stressor, d.h. es werden keine Belastungsreaktionen gezeigt; 2. Resilienz als (schnelle) Regeneration, d.h. kurzfristige Belastung aber schnelle Erholung und Rückkehr in den Alltag; 3. Resilienz als Rekonfiguration, d.h. die Anpassungsfähigkeit von Verhaltensweisen und sozialen Kognitionen nach einem (meist) traumatischen Ereignis [...] Zusätzlich zur Definition von Resilienz als Regeneration (recovery) sehen sie einen wesentlichen Aspekt von Resilienz darin, dass Menschen trotz belastender Lebensumstände ihre Lebensfreude/-zufriedenheit und das Festhalten an Lebenszielen bzw. am Sinn nicht verlieren. Dieser Aspekt beinhaltet eine langfristige Perspektive und ist für eine

7 Es wird davon ausgegangen, dass Widerstandskräfte trainiert oder ausgebildet werden können, wenn sie fehlen oder kaum vorhanden sind. Zwar ist Resilienz zur Modeerscheinung geworden mit ungebrochener Beliebtheit vor allem in der Persönlichkeitsentwicklung (Managementseminare, Gesundheitsprävention, Stressmanagement usw.), aber dort handelt es sich meist um subjektive Einsichten der Autoren bzw. Trainer, was an sich weder verwerflich noch zu beanstanden ist. Daneben gibt es eine jahrzehntelange Resilienzforschung, basierend auf empirischen Studien und deren Auswertung in der Medizin, Pädagogik und Psychologie. Darauf beziehe ich mich, um Objektivität in der Verbindung von Resilienz und Poesie/Literatur zu erreichen. Ich habe das in vorherigen Büchern ausführlich beschrieben. Hier genügt es, auf Studien in der Literaturliste zu verweisen. Ausgehend von den 11 Resilienzfaktoren (sh. Anhang) habe ich für dieses Buch eine Reduktion der Faktoren entwickelt, um sie überschaubarer darzustellen.

> Resilienz über die gesamte Lebensspanne hinweg ein wichtiger Ansatzpunkt. (Rönnau-Böse / Fröhlich-Gildhoff, 2020, 16 f)

Mein Buch stellt eine Reise durch unser Seelenland dar. Es ist eine Reise in ein Land, das fremd und seltsam vertraut zugleich ist. Der Weg durch dieses Land erfordert Wegweiser, hier *Resilienzfaktoren* genannt, und eine Route, die sich als *Resilienzstrategie* verstehen lässt. Ziel der Reise ist es, die Balance zwischen sich selbst und der Welt wieder herzustellen. Der Zusammenklang von Poesie und Resilienz macht das möglich.

Resilienz wird seit den 1950er-Jahren erforscht. Dabei geht es darum zu zeigen, wie Krisensituationen bewältigt werden können. Die Resilienzforschung hat Schutzfaktoren entdeckt, über die jeder verfügt oder verfügen kann, um beispielsweise nach Schicksalsschlägen an der eigenen Gesundung zu arbeiten. Krisensituationen können durch Resilienzfaktoren bewältigt werden. Auch in der Literatur werden Krisen beschrieben. Die Literatur verfügt über *erzählte* Strategien. Sie werden hier als *Resilienzstrategien* identifiziert, die auf *Resilienzfaktoren* beruhen.

Die Resilienzfaktoren dienen der Orientierung und helfen, eine Resilienzstrategie zu entwickeln. Resilienzfaktoren sind Bausteine der Strategie. Deren Anspruch ist es, wieder in Einklang mit sich selbst zu kommen. Literatur, Gedichte oder Poesie bieten uns einen lebendigen Erfahrungsschatz an Resilienz und Resilienzstrategien.

Resilienzstrategien finden sich demnach sowohl im Leben als auch in der Literatur. Das Leben ist die gemeinsame Basis von Dichtung (Fiction) und Wissen (Non-Fiction). Beide basieren auf Beobachtungen und daraus resultierenden Folgerungen. Resilienz und Poesie wählen unterschiedliche Worte oder Sprachformen dort, wo sie dasselbe meinen. Vieles von dem, was in Resilienz-Ratgebern steht, könnte auch ohne das Wort *Resilienz* auskommen.

Ich möchte mit dieser Arbeit keine Ratschläge erteilen, sondern einen Prozess beschreiben, der Poesie und Leben als miteinander kompatibel zeigt. Das bedeutet, in ein Leben einzutauchen, das auf den ersten Blick anders ist als gewohnt und auf den zweiten Blick vertrauter als vermutet. Pointiert ausgedrückt: Ich bin Poesie wie ich Resilienz bin.

Poesie und Resilienz werden miteinander verknüpft. Worin besteht ihre Verbindung? Beim Ginkgo-Blatt ist das Offensichtliche das Verborgene. Auch hier muss das Verborgene offenbart werden, denn Resilienz und Poesie sind zwei Aspekte meines Lebens.

Die Kraft der Poesie bzw. der Gedichte belebt unser Leben und unsere Persönlichkeit. In der Tat kann sie innere Trennwände zum Einsturz bringen, neues Leben im unbekannten Seelenbereich ausmachen, Erkenntnis vermitteln, die Weite der Welt erfahrbar machen und sie kann heilen, und zwar Wunden, die das Schicksal zurückgelassen hat, als ob es seine Trophäen wären. Poesie verwendet und hält sich an Regeln und kann sich doch über alle Regeln hinwegsetzen. Poesie ist die höchstmögliche Ebene der Sprache und die verdichtetste Form von Bedeutung.

Die Poesie als ein Spiel mit Bildern, Symbolen und Metaphern ist nach wie vor lebendig, heute mehr denn je. Sie trotzt dem Schicksal, wenn sie sich adäquat in das Lebendige einfügt. Sie stärkt die Persönlichkeit und ermutigt die Gemeinschaft. Poesie mutet trotzdem etwas *seltsam* an.

Wie hängen Poesie und Resilienz zusammen?

Warum ist es wichtig, einen Begriff wie *Resilienz* zu wählen, der heutzutage so inflationär gebraucht wird und noch dazu den Eindruck erweckt, dass es keine genaue Definition dafür gibt? Es ist wichtig, daran zu erinnern, dass Resilienz als Phänomen bereits vor dem Begriff existiert, als eine Grundeigenschaft des Menschen. Was lässt sich nun mit Resilienz ausrichten, wenn es um Poesie geht und darum, das Leben in Gedichten neu zu entdecken. Anschaulich wird dies anhand einer Raute.

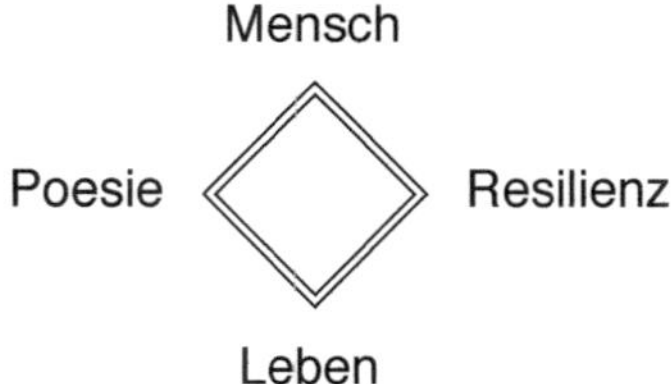

Der Basis des Lebens steht der Mensch gegenüber. Mit Poesie und Resilienz sind alle Teile gleichwertig in einer Figur erfasst als Metapher für das, was auch Goethe meint, wenn er schreibt, dass er „eins und doppelt" sei. Poesie und Resilienz erscheinen getrennt wie ein Ginkgo-Blatt und sind doch geeint im Leben.

Ein weiterer Aspekt: Jedes Gedicht ist von einem Dichter und für einen Empfänger geschaffen und zwar auf der Grundlage des Lebens. Eine konkrete Aussage dazu, wie die Poesie dem Leser helfen, ihn stärken oder einen Mehrwert bieten kann, wird vom Dichter in der Regel nicht gemacht. Der Leser bleibt folglich von einem Teil des Prozesses ausgeschlossen, wobei sich die Frage stellt, ob ein Ratgeben überhaupt im Interesse des Dichtenden liegt. Diese Frage ist eher mit Nein zu beantworten. Unabhängig davon haben wir die Situation, dass der Lesende sich als Dritter wiederfindet. Zwar teilt er mit dem Dichter die Lebenswelt, muss aber erst herausfinden, was der Dichter daraus entnommen hat und wie das zu interpretieren ist. Es gibt also immer ein fehlendes Glied zwischen Dichter, Leser, Gedicht und Lebenswelt. Der Weg der Interpretation und Auffassung ist aber einer, den der Lesende allein gehen muss, um das Fehlende zu finden. Dazu ein Schema:

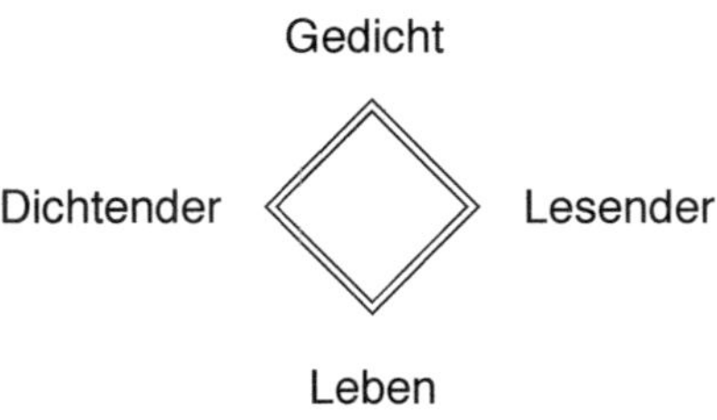

Vom interpretatorischen Standpunkt aus gesehen ist also keine direkte Spur vom Dichter zum Leser auszumachen. Vielmehr gähnt hier eine Leerstelle, die es zu füllen gilt. Genau in diese Lücke fällt die Idee der Resilienz. Sie wird zum Ausdruck von Re-Harmonisierung des Lesenden durch Poesie.

Die „Reise in das Seelenland" der Poesie führt über sechs Stationen und wird von einer Auswahl an Gedichten begleitet. Ziel ist es, die Beziehung zur Resilienz (Widerstandsfähigkeit) aufzuzeigen und Disharmonie (Krankheit, Unbehagen, Schicksalsschläge) zu mildern, um wieder in Einklang (Harmonie) mit sich selbst zu kommen. Wir können Leben in der Poesie erfahren, Leben in seiner Einheit wahrnehmen, Harmonie wieder herstellen und Leben erneut lebenswert machen.

Resilienz ist die Möglichkeit, die abstrakte Qualität einer Analyse mit dem Leben zu verknüpfen. Ich lerne am Gedicht, wie das Leben sich Bahn bricht, welche Umwege es nimmt, um wieder lebendig zu werden und welche Möglichkeiten es nutzt, um Disharmonie aufzuzeigen. Resilienz ist kein beliebiger Begriff, der sich auf alles anwenden lässt, sondern spezifiziert die Leistung von Neukonditionierung und Neujustierung in einer Welt des Defizitären. Was Resilienz diesbezüglich zu leisten vermag, beruht auf wissenschaftlich-empirischen Studien.

Die dabei abgeleiteten Kriterien – die sogenannten Resilienzfaktoren – bilden ein vernetztes System, in dem ich mich bewegen kann, um eine Resilienzstrategie abzuleiten. Die Grundvoraussetzung ist die Beschäftigung mit Resilienz *und* Resilienzfaktoren. Zusammengenommen bilden sie die Grundlage für die angestrebte Resilienzstrategie.

Resilienzstrategien sind nicht starre Regeln, sondern Möglichkeiten, im Unbekannten das Eigene zu entdecken. Zu diesem Zweck arbeite ich mit Gedichten und Poesie. Es besteht Ähnlichkeit mit jemandem, der stundenlang an einem Auto schraubt und erzählen kann, an welchem Teil er wie gearbeitet hat, wo er es fand und warum es so wichtig ist. Vermutlich aber würde er die Nase rümpfen, wenn es um ein Gedichte ginge. Warum eigentlich? Das eine ist wie das andere. Eine Brücke zu konstruieren ist genauso poetisch wie eine Morgenstimmung in Verse zu fassen.

Das Leben bedeutet Veränderung. Selten ist es einfach, sondern bereitet eher Kummer und Sorgen. Die Hoffnung ist, Disharmonien ausgleichen zu können, um zu einem lebenswerten Leben zurückzukehren, was mit Hilfe der Resilienz möglich ist. Die Kombination von Poesie und Resilienz kann also durch eine Resilienzstrategie Harmonie befördern. Es gibt jedoch keinen stringenten linearen Prozess, der besagt, dass jede Resilienzstrategie auf genau diese und keine andere Weise aus der Poesie gewonnen werden kann. Poesie ist vielschichtig und bietet Raum für unterschiedliche Interpretationen. Meine Absicht ist es, den passenden Resilienzfaktor und die entsprechende Resilienzstrategie nicht nur zu finden, sondern zu leben. Hermann Hesse beispielsweise schrieb Gedichte wie folgendes:

> Seltsam, im Nebel zu wandern!
> Leben ist Einsamsein.
> Kein Mensch kennt den andern,
> Jeder ist allein.

Hermann Hesses Gedicht aus dem Jahr 1905, als er gerade 28 Jahre alt war, fängt eine Stimmung der Einsamkeit ein. Das lyrische Ich wandert im Nebel. Doch Nebel lichtet sich wieder und das Alleinsein kann durch Zusammengehörigkeit überwunden werden. Obwohl die Verse Ausdruck von Verzweiflung und Ängsten sind, geht es dennoch um das Sehnen nach Zweisamkeit. Einsamkeit, Hoffnungslosigkeit, Krise, Zuversicht ... all das steckt in dieser Strophe, die keineswegs den Anspruch erhebt, nur auf einen Resilienzfaktor hinzudeuten.

Interpretatorische Ansätze

Gedichte basieren auf Sprache, sind aber nicht darauf beschränkt. Ein Gedicht geht von der Sprache aus und nutzt seine Form, aber es ist auch ein Medium, das Inhalte, Gedanken, Ideen und Erfahrungen transportiert. Und auch dort, wo ein Gedicht auf kraftvollste Weise Emotionen und innere Kämpfe ausdrückt, ist es in sich kein Widerspruch, kann aber von außen widersprüchlich interpretiert werden. Zu beachten bleibt: Ein Gedicht ist kein Ideenlieferant, Ratgeber oder Übersetzer von Botschaften.

Es gibt genügend Beispiele in der Literaturgeschichte, die zeigen, dass Gedichte sich nicht darin erschöpfen, nur an und für sich zu sein. Gedichte haben sich nicht in einem Elfenbeinturm eingenistet. Bereits die zeitliche Einordnung macht das deutlich. So unterscheidet sich mittelalterliche Poesie von moderner Lyrik. Beide aber vermitteln und tragen Sinn, auch wenn sie zur Auslegung keine Aussage treffen. Fallen wir in ein altes Paradigma zurück, wenn wir annehmen, dass Gedichte mehr bedeuten, als sie sagen?

Um Stefan George und seine Lyrik bildete sich ein Kreis an Bewunderern, die in seinen Gedichten etwas sahen, was Außenstehende nicht zu erkennen vermochten. Seine Gedichte sind nicht für jeden zugänglich. Paul Celan verwendet in seinen Versen Codes, die sich nur interpretieren lassen, wenn man um die historischen, religiösen und biografischen Bezüge weiß. Die Lyrik von George und Celan ist hermetisch. Ihre Bedeutung erschließt sich nicht unmittelbar, sondern nur über Hintergrundwissen und die Bereitschaft, die Gedichte als Rätsel zu betrachten.

Moderne Poetinnen und Poeten weben in ihre Poesie ganz eigene Welten ein, die demjenigen zugänglich sind, der sich intensiv damit auseinandersetzt. Solche in sich geschlossenen Gedichte benötigen einen Schlüssel als Mittler. Anders bei Schiller, Goethe oder gar Heinrich Heine, einem politischen Dichter des 19. Jahrhunderts, dessen Gedichte eine Zeitdiagnose liefern, die bis heute relevant ist. Es gibt aber auch Dichter, die im Laufe der Zeit verloren gingen und darauf warten, wiederentdeckt zu werden. Ihre Poesie ist zeitweise „überholt“, das bedeutet aber, dass ihre Zeit wieder kommen wird und sie dann erneut zu uns spricht. Lebendig bleibt, was uns berührt.

Wie viele Dichter zwischen dem 12. und 17. Jahrhundert können wir nennen? Wie viele aus dem 18. Jahrhundert, einer Zeit, in der Goethe, Schiller, Hölderlin, Klopstock oder Herder wirkten? Sprechen sie nicht mehr zu uns? Oder haben wir es verlernt, ihnen zuzuhören? Was würden wir erfahren, wenn wir Gedichte von uns unbekannten Dichtern lesen könnten? Wären wir noch in der Lage zu erkennen, dass die Erfahrungen, Gedanken, Gefühle, Empfindungen und Beobachtungen, die ihnen zugrunde liegen, aus dem Leben stammen? Nehmen wir das religiöse Epos *Der Messias. Ein Heldengedicht*, das Friedrich Gottlieb Klopstock (1724–1803) in 20 Gesängen zwischen 1749 und 1773 verfasst hat, und daraus den 4. Gesang. Er lautet wie folgt:

> Kaiphas aber lag, nach Satan’s dunklem Gesichte,
> Noch voll Angst auf dem Lager, von dem die Ruhe geflohn war,
> Schlief bald Augenblicke, dann wacht’ er wieder und warf sich
> Ungestüm, voll Gedanken, herum. Wie tief in der Feldschlacht
> Sterbend ein Gottesleugner sich wälzt; der kommende Sieger
> Und das bäumende Roß, der rauschenden Panzer Getöse
> Und das Geschrei und der Tödtenden Wuth und der donnernde Himmel
> Stürmen auf ihn; er liegt und sinkt mit gespaltetem Haupte
> Dumm und gedankenlos unter die Todten und glaubt zu vergehen;
> [...]

Klopstocks *Messias* war eines der wichtigsten Gedichte seiner Zeit; wer aber bewundert das Werk heute noch? Wer liest die

Gedichte des Schweizer Nobelpreisträgers Carl Spitteler (1845–1924), der von seinem Zeitgenossen Gottfried Keller so geschätzt wurde, oder von Jakob Haringer (1898–1948), den Hermann Hesse, Alfred Döblin und Franz Werfel gefördert haben?

Dennoch – davon bin ich fest überzeugt – ist kein Gedicht ganz aus der Welt gefallen. Sie schlummern und warten auf ihre Erweckung. Vielleicht werden in hundert oder zweihundert Jahren Gestalten wie Rilke, Bachmann, Celan, Eichendorff, Goethe, Hölderlin oder Trakl vergessen sein. Einzig das, was sie gesagt haben, wird sich nicht verlieren. Womöglich wird es jemand anderer mit ähnlichen Worten ausdrücken, denn was sie dichteten, entspricht dem menschlichen Wesen und es berührt uns. Ob Gedichte, Romane, Theaterstücke ... sie sind von Menschen für Menschen gemacht. Zeitlos. Wird das Menschliche herausgearbeitet, kann es zurückfließen in der Hoffnung, dass es Menschen in ihrem Leben von neuem hilft, sich auszurichten. Das ist keine Zweckentfremdung der Poesie, sondern Teil des Dichter-Mensch-Seins.

Für die Annäherung an ein Gedicht kann es hilfreich sein, Stilmittel, Metrik, Rhetorik usw. zu beobachten. Damit lassen sich Form, Inhalt und Substanz ganz eingrenzen. Ignoriert bleiben jedoch die (Be-)Deutung und jede Aussicht darauf, wie ein Gedicht ein Leben verändern kann. Dichtende schreiben nicht aus Gründen der Form, des Inhalts oder der Interpretation. Sie sind keine Therapeuten, Didaktiker oder Wissenschaftler. Aber sie beabsichtigen etwas, auch wenn das Gedicht absichtslos erscheinen mag. Tritt aber der Fall ein, dass die (vermutete) Absicht des Lesers mit dem übereinstimmt, was er liest, dann ist es möglich, Leben und Gedicht einander gegenüberzustellen. Dann wird es denkbar, sich von der eigenen Disharmonie als einer Störung des Wohlbefindens zu befreien. Das erfordert eine Strategie, die über die Interpretation hinausgeht. Es gibt verschiedene Möglichkeiten, Resilienzfaktoren aus einem Gedicht abzuleiten und daraus eine Strategie zu entwickeln. Das Ziel der Anwendung steht über allem: den Kontakt zum Leben erneuern.

Warum ist das möglich? Erstens, weil wir alle Menschen sind. Zweitens, weil Resilienz schon vor dem Begriff *Resilienz* existiert, als Ausdruck der Fähigkeit, mit sich selbst im Einklang zu sein und den Widrigkeiten des Lebens angemessen zu begegnen. Und drittens, weil jeder Mensch im übertragenen Sinne eine Monade unter Monaden ist, ein Einzelner unter Einzelnen. Dennoch ist jeder Mensch ein soziales Wesen, das auf ein Miteinander angewiesen ist. Monaden haben zwar keine Fenster, wie der Philosoph Leibniz schreibt, doch sind sie miteinander verbunden. Unabhängig davon gibt es eine Urmonade, auf die alle Monaden Bezug nehmen. Wem das zu metaphysisch oder zu theoretisch erscheint, der kann sich damit begnügen, nachzuzählen, wo er auf andere Menschen angewiesen ist, um existieren zu können und ob es nicht besser wäre, sich einer Gemeinschaft anzuschließen, anstatt sich abzuschotten.

Es gibt *elf* beobachtbare und wissenschaftlich anerkannte Resilienzfaktoren, die ich auf sechs reduziert und umbenannt habe.[8] Der Grund dafür liegt allein darin, dass die Erarbeitung von Poesie greifbarer, transparenter und unmittelbarer verständlich wird. Die Resilienzfaktoren ließen sich aus den hier besprochenen Gedichten ableiten und es lässt sich eine Resilienzgeschichte der Poesie erzählen. Die Kapitel sind so konzipiert, dass sie sich mit jeweils einem Resilienzfaktor beschäftigen. Rund um die sechs Resilienzfaktoren finden sich entsprechende Gedichte. Beispielsweise besteht das Motiv bzw. der Resilienzfaktor „Miteinander (6)[9]" aus Assoziationen wie Gastfreundschaft, Gemeinschaft, Geborgenheit, Heimat oder Vertrautheit. Jeder der angeführten Themenbereiche ist eigenständig, kann aber unter dem

8 Sie sind in meinem vorherigen Büchern ausführlich beschrieben und hier im Anhang zusammenfassend aufgeführt.

9 Die geklammerte Zahl bezieht sich auf den jeweiligen Resilienzfaktor.

Resilienzfaktor „Miteinander (6)“ geklammert werden. Aus der Beschäftigung mit dem Resilienzfaktor lässt sich eine Resilienzstrategie aufzeigen.

Ziel der Identifizierung von Resilienzfaktoren ist es, sich neu zu justieren. Ziel der Resilienzstrategien ist die Reharmonisierung mit sich selbst und der Umwelt. Voraussetzung ist eine Disharmonie (Krankheit, Störung, Defizit). Die Prämisse lautet, dass Resilienz und Poesie ineinandergreifen und sich gegenseitig bestimmen. Das basiert auf wissenschaftlicher Resilienzforschung und literaturwissenschaftlicher Interpretation der poetischen Lektüre. Dazu ein Schema:

<table>
<tr><td colspan="5">Ziel:
Harmonisierung
(Neuausrichtung)</td></tr>
<tr><td rowspan="4">P
R
O
Z
E
S
S</td><td></td><td>Resilienzstrategien</td><td></td><td rowspan="4">P
R
O
Z
E
S
S</td></tr>
<tr><td></td><td>Resilienzfaktoren</td><td></td></tr>
<tr><td>Resilienz*</td><td>Evidenz</td><td>Poesie (Literatur)**</td></tr>
<tr><td colspan="3">Leben
Lebenswelt</td></tr>
<tr><td colspan="2"></td><td>Ausgangslage:
Defizite
Störung
Krankheit
Disharmonie</td><td colspan="2"></td></tr>
</table>

* Resilienz basiert auf pädagogischen und medizinischen Studien.

** Die Interpretation der Poesie (Literatur) basiert u. a. auf literaturwissenschaftlichen Studien.

Das Diagramm verdeutlicht, dass Resilienz dort zum Tragen kommt, wo Disharmonie bzw. eine Störung des Allgemeinbefindens diagnostiziert wird. Solche Störungen sind jedoch Teil des Lebens und bilden eine Grundlage der Lebenswelt.

Eine geeignete Resilienzstrategie zu finden bedeutet nicht, einem Ratgeber oder einer Gebrauchsanweisung zur Krisenbewältigung zu folgen; im Gegenteil, jeder Ratgeber ist nur so gut wie derjenige, der den Ratschlägen folgt. Das ist hinsichtlich der Poesie nicht der Fall. Sie gibt keine Ratschläge. Sie sind da. Deshalb unterbreite ich Angebote für Resilienzfaktoren, die auf wissenschaftlich gesicherten Fakten aus der Resilienzforschung beruhen.

Literatur kann herangezogen werden, um Orientierung zu geben und wahrgenommene Disharmonien einzugrenzen. In diesem Fall fungiert die Poesie als Spiegel für die eigene Situation. Die Tatsache, dass Resilienz mit Literatur einhergeht, bedarf jedoch der Evidenz, die darin zum Ausdruck kommt, dass Poesie und Resilienz aus dem Leben stammen und beide Teil des Lebens sind.

In einem dynamischen Prozess werden Resilienzfaktoren ermittelt, um daraus allmählich eine Resilienzstrategie ableiten zu können. Das *Wie* wird noch genauer dargestellt. Grundlage bleibt immer das Zusammenspiel von Poesie und Resilienz und die Darlegung bestimmter Textmerkmale, die als Resilienzfaktoren umgedeutet werden können.

Die Resilienzfaktoren sind also die Basis und der Ausgangspunkt. Sie sind aus der Lektüre der Gedichte heraus zu entwickeln. Die Stichworte zu den Resilienzfaktoren werden dann bei der jeweiligen Interpretation erläutert (oder finden sich als Ergänzung im Anhang).

Resilienzfaktoren (Für Poesie und Resilienz)	**Resilienzfaktoren** (Aus der Forschung)
Zuversicht (1) Heiterkeit, Hoffnung, Freiheit, Stärke	Positive Weltsicht (1) Optimismus (2) Hoffnung (3)
Selbstbestimmung (2) Eigenverantwortung, Befreiung, Lernen, Erkennen, Bewältigung	Selbstwirksamkeits- erwartung (4) Selbstwertgefühl (5)
Gestaltung (3) Neukonditionierung, Entscheidung, Selbstbesinnung, Selbstbestimmung (2), Selbsterkenntnis, Veränderung, Verstehbarkeit, Bewältigbarkeit, Sinnhaftigkeit, Widerstandsfähigkeit, Kontrolle, Herausforderung	Kontrollüber- zeugungen (6) Kohärenzgefühl (7) Hardiness (8)
Spiritualität (4) Einheit, Religiosität, Transzendenz, Ewigkeit, Erwachen, Kleinigkeiten	Religiosität und Spiritualität (9)
Angst überwinden (5) Alter, Vergänglichkeit, Tod, Opfer, Einsamkeit, Ordnung, Trauer- Strategie zur Vermeidung und Beeinflussung von Lebens- und Krisensituationen mit dem Ziel, diese zu bewältigen	Coping (10)
Miteinander (6) Gastfreundschaft, Gemeinschaft, Geborgenheit, Heimat, Vertrautheit	Soziale Unterstützung (11)

Resilienz und der Andere

Resilienz birgt in sich die Bedeutung von Gemeinschaft. Resilient sein kann ich folglich nicht für mich allein, sondern nur im Miteinander. Ist kein Anderer vorhanden, kann ich mich ihm gegenüber nicht angemessen verhalten. Fällt ein solches Verhältnis weg, benötige ich keine Resilienz, weil jede Interaktion ausfällt.

Der Andere mag mich verletzen oder stärken. In beiden Fällen besteht die Möglichkeit, Resilienz anzuwenden. Sollte ich verletzt werden, kann ich diese Verletzung zurückweisen oder verarbeiten, um wieder in Harmonie zu gelangen. Wenigstens aber kann ich einen lebenswerten Zustand erreichen, ohne den Anderen zu berücksichtigen. Dass der Andere in der Lage ist, mich zu treffen, bedeutet, dass er und ich in Verbindung stehen. Sobald ich wieder in Harmonie bin, also resilient, kann ich aufs Neue mit anderen interagieren.

Wenn ich resilient bin, bin ich nicht autonom oder nur mir selbst verantwortlich. Selbststärkung gelingt in Beziehung auf andere oder mit anderen. Man kann übrigens nicht versuchsweise resilient sein und genauso wenig lässt sich ein Leben einrichten, in dem ich mich gegen alles immunisiere und „meinen" Weg gehe. Auf „meinem" Weg werde ich immer auf andere treffen, zu denen ich mich verhalten muss! Resilienz ist keine Einbahnstraße, die direkt und allein zu mir führt. Wenn ich Resilienz suche, dann suche ich gerade auch das Miteinander von Menschen und Welt. Die entscheidenden Schritte zur Aktivierung der Resilienzkraft unternehme ich selbst, die Anleitung dafür erhalte ich von anderen!

Resilienzaspekte offenbaren, wie sehr der eine mit dem anderen verbunden ist, selbst wenn gegenseitige Ablehnung im Vordergrund steht. Der Zustand der Lebensbejahung, der mit Resilienz einhergeht, zielt auf ein reichhaltigeres, spannenderes und gemeinschaftliches Leben ab. Damit stärke ich nicht nur mich, sondern auch das „Netz“, von dem ich ein Teil bin. Teilzunehmen an allem was ist, das ist die andere Botschaft der Poesie.

Wenn Goethe in seinem fragmentarischen Essay „Die Natur“ aus dem Jahre 1782/84 schreibt: „Natur! Wir sind von ihr umgeben und umschlungen – unvermögend aus ihr herauszutreten, und unvermögend tiefer in sie hineinzukommen“, greift er Walt Whitmans Worte vorweg: „Niemals war mehr Anfang als jetzt, / Nie mehr Jugend und Alter als jetzt, / Nie mehr Vollkommenheit als jetzt, / Nie mehr Himmel und Hölle als jetzt.“ – Das weist sowohl voraus, auf eine neu gewonnene Einheit und Harmonie mit sich selbst und der Welt, als auch zurück auf eine mystische Tiefe des Vergangenen und betont so das Einssein mit allem.

Resilienz bedeutet, dass ich mich stärke, begleitet von einem tiefer empfundenen Gemeinschaftsgefühl, bedingt durch die Lebenswelt, aus und in der ich agiere. Meine Resilienzerfahrung belebt diese Beziehung zur Lebenswelt neu und damit erlebe ich Sympathie mit allem und jedem.

Die einfachen Denkmodelle, beispielsweise dass jeder „seines Glückes Schmied sei“ oder ich „alles erreichen könne“ oder dass „ich nur an mich glauben müsse, um mich selbst zu verwirklichen“, kranken daran, dass sie das Andere ausblenden. Es ist aber omnipräsent. Zwei Möglichkeiten bleiben:

- auf Kosten eines Andern der zu sein, der ich möchte;
- oder mit dem Anderen der zu sein, der ich möchte.

Mich selbst zu stärken, um mein Leben selbst in den Griff zu bekommen, ist die erste Variante. Warum bin ich der, der ich bin? Habe ich erreicht, was ich mir vorgenommen habe, was dann? Stehe ich allein auf dem Gipfel und blicke staunend auf die Welt? Mitnichten. Selbst auf dem höchsten Berg der Welt kann man nur wenige Minuten verweilen, aber um dorthin zu kommen, bedarf es vieler Helfer, beginnend mit den Reisevorbereitungen bis hin zu den Sherpas, die die Strecke bahnen und Ausrüstung tragen.

Und selbst wenn ich mich allein auf den Weg begebe, würde ich Kleidung benötigen, die andere für mich gemacht haben, ich würde Nahrung zu mir nehmen, die andere für mich zubereitet haben usw. Niemals bin ich allein. Es ist eine der größten Illusionen des Menschen, aus eigener Kraft etwas erreichen zu können.

Damit sind wir bei der zweiten Variante. Nur durch den anderen, bin ich der, der ich bin. Resilienz als Selbstheilungskraft zu verstehen, ist nur die halbe Wahrheit. Die andere Hälfte wird durch die Lebenswelt bestimmt und durch das Menschsein, dem wir alle angehören.

Resilienz kann es für den Einzelnen geben, aber nicht auf Kosten des Einzelnen. Resilienz bedeutet immer miteinander und ist dabei noch ethisch verbindlich. Anders gesagt: indem ich mich stärke, stärke ich die Welt und rückwirkend stärkt die Welt dann mich. Gehe ich der Welt entgegen, kommt die Welt notwendigerweise auf mich zu. Resilienz erhalten wir also nur im Miteinander, eingebunden in die Lebenswelt und geborgen im Dasein.

Wolle die Wandlung

Gedichte atmen. Sie beleben. Sie elektrisieren, fordern heraus und irritieren. Sie sind alles, was wir auch sind. Wenn wir diese Gedanken zulassen und zu Ende denken, werden Gedichte zu Gebenden, Hörenden und Freunden. Ob wir mit ihnen eine kleine Auszeit nehmen, um unserer eigenen Gedankenwelt zu entfliehen und geläutert in sie zurückzukehren, oder ob wir sie als Wegweiser sehen, die uns zeigen, wohin wir gehen können oder nicht, liegt an uns.

Im Grunde geht es darum, das eigene Leben zu wandeln. Äußere Anreize und Impulse helfen uns, diesen Schritt zu tun. Auch Schicksalsschläge, Krankheit, Unglück, Unbehagen oder Missverhältnisse können die Aufgabe haben, eine Verwandlung einzuleiten. Rainer Maria Rilke formuliert es in seinem *12. Sonett an Orpheus* wie folgt:

Wolle die Wandlung. O sei für die Flamme begeistert,
drin sich ein Ding dir entzieht, das mit Verwandlungen prunkt;
jener entwerfende Geist, welcher das Irdische meistert,
liebt in dem Schwung der Figur nichts wie den wendenden Punkt.

Die Wandlung bringt die „Flamme“ hervor als eine neue Energie, die sich in einem Punkt aufgespart hat. Es handelt sich aber nicht um einen gewöhnlichen Punkt, sondern um einen, der sich „wendet“. Wie aber kann sich ein Punkt wenden, wenn er als kleinstmögliche Form gar keinen Bestand hat? Der Punkt ist das Irdische, das es durch die Wandlung zu meistern gilt, indem es sich „wendet“. Nichts anderes geschieht, wenn man Resilienz und Poesie zusammenbringt. Gedichte in Kombination mit Resilienz ermöglichen einen erweiterten Zugang zur Welt. Gedichte beruhen auf Erfahrung und gelebtem Leben, und wir haben möglicherweise nur vergessen, ihnen richtig zuzuhören. – Fangen wir damit an und hören etwas genauer hin.

Poesie trifft auf Resilienz

1. Zuversicht

> Alles geben die Götter, die unendlichen,
> Ihren Lieblingen ganz,
> Alle Freuden, die unendlichen,
> Alle Schmerzen, die unendlichen, ganz.
>
> Johann Wolfgang von Goethe

Wie Trauer bewältigt werden kann, zeigen die berührenden Zeilen des Arztes und Dichters Justinus Kerner (1786–1862):

> Was im weinenden Auge mir oft die Tränen zurückhält,
> ist ein spielendes Kind oder ein Vogel im Flug.

Die Verse zeigen Niedergeschlagenheit, die sich auflöst. Die Traurigkeit wird zur Hoffnung und es entsteht eine heilsam wirkende Zuversicht (1), ohne dass der Grund dafür näher benannt wird. Wodurch entsteht sie? Kurz gesagt, durch ein spielendes Kind oder einen Vogel, der seine Kreise zieht. Beobachtungen, die im Betrachter etwas auslösen. Welche Strategie wendet Kerner an, um Trauer zu überwinden? Indem er seine Umgebung beobachtet und nicht nach innen, sondern in die Welt hinaus blickt. Das lenkt ihn vom eigenen Schmerz ab. Doch es ist mehr als Ablenkung, wie sonst sollte er getröstet daraus hervorgehen und warum sonst sollte der Dichter dies in einem Zweizeiler niederschreiben?

Die Ausgangslage ist somit ein Zustand von Traurigkeit. Die Strategie gegen diese Traurigkeit ist die Beobachtung. Der Widerstand, die Resilienz, die das lyrische Ich aufbringen muss, um wieder in Einklang mit sich selbst zu kommen, liegt in der Abkehr von seiner Innenwelt und der Hinwendung zur Außenwelt. Das gibt ihm Hoffnung und Zuversicht zurück (1).

Folgt man Johann Wolfgang von Goethe, dann ist beides, Schmerz und Freude, so im Menschen eingebunden, dass alles zusammen ein Ganzes ergibt:

> Alles geben die Götter, die unendlichen,
> Ihren Lieblingen ganz,
> Alle Freuden, die unendlichen,
> Alle Schmerzen, die unendlichen, ganz.

Die „Götter“ geben alles: Schmerz, Leid, Freude und Hoffnung. Dabei sind zwei Begriffe des Gedichtes entscheidend: „unendlich“ und „alle“ bzw. „alles ganz“.

In der Unendlichkeit der Götterwelt macht es keinen Unterschied, ob es Unstimmigkeiten oder Disharmonien gibt, denn sie werden sich früher oder später im Unendlichen ausgleichen. Hoffnung ersetzt die Hoffnungslosigkeit und Pessimismus wird von Optimismus abgelöst. Alles ist dem Menschen *ganz* gegeben. Dieses „alles“ lässt sich nicht differenzieren, denn es ist die Welt, die aus Schmerz und Leid besteht. In diesen Momenten gibt es für den Menschen nichts anderes. Er besteht aus diesen Gefühlen. Sein Sein *ist* dieses Gefühl. So verschmelzen das Unendliche und das „alles“ im Miteinander (6). Die Aussicht, dass dieses *alles* sich in der Unendlichkeit geborgen weiß, verringert das Gefühl der Ausweglosigkeit dort, wo die Gewichtung auf Leiden oder Schmerz liegt. Ziel ist es, einen Zustand der Akzeptanz der Gegensätze zu erreichen, in dem ein solches Nebeneinander lebt. Die Resilienzstrategie Goethes besteht darin, den Fokus auf das Unendliche zu legen, denn im Angesicht der unendlichen Weite des Seins wird alles, was uns bedrückt (alles, was uns erfreut) relativiert. Die Unzufriedenheit darüber, dass mir wieder Leid widerfahren ist, wird erträglich, weil auch das Gute wiederkehren wird.

Resilienz besteht in der Zuversicht (1) in das Unendliche und vor allem darin, dieses Unendliche in sich selbst zu erfahren und zu leben. So kann man gelassen bleiben. Denn Freude ist nicht immer nur Freude und Leid kann eine konstruktive Funktion haben. Dem Widerstand des Lebens, der sich sowohl im Positiven wie im Negativen ausdrückt, entspannt zu begegnen, ohne dabei die eigene Mitte zu verlieren, ist wesentlich. Dann lebt das Leben mich und ich lebe das Leben. Ich bin kein Spielball von Extrema, sondern ein, um ein Bild zu wählen, Schiff, das auf dem Meer treibt, gesteuert von der Strömung, von Wind und Wetter. Aber ich befinde mich auf Kurs, obwohl es mitunter stürmt und windet.

Böse und Gut

Goethe strebte nach Ausgewogenheit in seiner Dichtung und in seinem Leben. Das Gedicht: *Das Göttliche*, das er 1783 im Alter von 24 Jahren schrieb, enthält folgende Verse:

> Denn unfühlend
> Ist die Natur:
> Es leuchtet die Sonne
> Über Bös' und Gute,
> Und dem Verbrecher
> Glänzen, wie dem Besten
> Der Mond und die Sterne.

Die Sonne unterscheidet nicht zwischen bösen und guten Menschen oder bösen und guten Taten. Die Natur wird nicht milde gestimmt, nur weil ich vorgebe, sie zu schützen. Die Naturgesetze gelten für alle, auch für diejenigen, die die Natur nicht schätzen. Erfrieren wird auch der Naturliebhaber, der sich bei Minus 30 Grad ohne entsprechende Bekleidung im Freien aufhält oder es kann ihn ein Baum erschlagen, obwohl er jeden Tag einen Baum umarmt. Verbrecher, Diebe und Räuber sind in der Natur genauso geborgen wie Heilige, Gutmenschen oder Propheten.

Gesetzesbrecher stellen sich gegen das Gesetz und die Regeln der Gesellschaft und folgen ihrer eigenen Logik. Sie leben in ihrer eigenen Welt. Sie haben jedoch einen Verhaltenskodex, der auf den von ihnen selbst vorgegebenen Richtlinien beruht und nicht auf denen, die allgemein gelten. Sie tun, was sie wollen. Die Betonung liegt aber nicht auf dem Tun, sondern auf dem, was „sie" wollen. Doch diese verschworene Monade der Anarchie inmitten einer immer stärker werdenden regulierten Gesellschaft hat ihre Tücken. Zunächst einmal wollen selbst Diebe nicht bestohlen werden. Aber eine solche Logik beruht auf genau der Logik, die die Diebe unterwandern, und zwar auf gesellschaftlichen Regeln und Gesetzen und dem täglichen Miteinander. Gesellschaft basiert auf Vertrauen und Abmachungen. Nur weil es ein solches Leben gibt, kann es ein anderes geben. Das andere basiert auf Abgrenzung und benötigt ein Feindbild, um die eigene Identität zu formen. Es steht außer Frage, dass ein solches „anarchisches" Verhalten an seiner eigenen Logik scheitern muss, die weder reflektiert noch in Frage gestellt wird.

Die Freiheit, die eine Gruppe von Dieben genießt, wird durch die sich einstellenden, in der Gruppe ausbrechenden Konflikte eingeschränkt. Ständig als Außenseiter unter Außenseitern agieren zu müssen, ist belastend. Eine Community, die sich dadurch definiert, dass sie ständig in der Illegalität agiert, wird als Wertegemeinschaft in dem Moment ad absurdum geführt, wenn in dieser regelfreien Zone eigenwillige Regeln des Zusammenlebens und des Miteinanders eingehalten werden müssen, von denen man nie sicher sein kann, dass sie nicht im nächsten Moment wieder ungültig sind. Auch eine Verbrecherbande kann nur durch Absprachen funktionieren, die eingehalten werden müssen. Anders gesagt: Das anarchische Verhalten von Dieben basiert auf festen Vorgaben, die Anarchie ausschließen und sich gleichzeitig den Anschein von Anarchie geben. Sobald dieser Prozess durchschaut und aufgegeben wird, richtet sich die Anarchie gegen sich selbst. Die eigene Basis untergräbt der, der auf ihr steht. Das führt zum Zusammenbruch dieser fragilen Gemeinschaft.

Gewiss es leuchten auch über ihnen die Sonne, der Mond und die Sterne. Doch von jemandem, der wie Goethe die Perspektive des Unendlichen der Natur einnimmt, gibt es kein Gut und Böse mehr. Goethe meint nicht, dass es gleichgültig sei, ob jemand böse oder gut ist. Ihm ist vielmehr bewusst, dass die Welt, die Natur, das Unendliche keinen Unterschied zwischen den Kategorien macht. Oder wie Shakespeare es *Hamlet* sagen lässt: „Denn an sich ist nichts weder gut noch böse; das Denken macht es erst dazu." Das bedeutet, dass der Mensch die Wertigkeit in die Welt setzt. Die Welt selbst ist wertfrei. Damit wird der bisherige Zugang zur Welt relativiert und eine Zuversicht kann sich einstellen, dass sich die eigene Welt neu bergen lässt. Obwohl das Ganze die Gegensätze einschließt, sind sie dann keine Antipoden mehr. Es kommt auf den Menschen an, der lernt, sich auf die Unendlichkeit zu beziehen in dem Bewusstsein, dass er es ist, der dem Leben eine Wertigkeit verleiht, sie dem Leben aber auch wieder entziehen kann.

Damit soll weder dem Bösen noch dem Guten die Existenzgrundlage abgesprochen werden. Wesentlich ist und bleibt die Entscheidung, dem „Bösen" angemessen zu begegnen, da es nicht nur eine Verletzung des Gesetzes oder der Regeln darstellt, sondern auch die konstruktive Kraft des Ganzen in Frage stellt, Menschen schadet und ungerechtfertigte Vorteilsnahme bewirkt. Dennoch wird die Sonne immer auch auf das Böse scheinen. Deshalb ist es wichtig, positive Emotionen und einen konstruktiven Zugang zur Welt zu fördern. Wie kann dieser Prozess gelingen? Wie kann Zuversicht (1) wachsen, um auf das übergeordnete Gute und Heilende zu vertrauen, das hier als Resilienz bezeichnet wird?

Trost und Hilfe

Worte sind mächtig. Sie sind nicht nur Bestandteil der Poesie, sondern auch von Gebeten. Schon früh versuchten die Menschen, einen Ausweg in der Religion zu finden. Sie wollten Trost und Hilfe erfahren. Psalm 23: *Der Herr ist mein Hirte* zeigt, wie das Gebet eine positive Veränderung im Leben bewirken kann.

Der Herr ist mein Hirte,
mir wird nichts mangeln.
Er weidet mich auf einer grünen Aue
und führet mich zum frischen Wasser.
Er erquicket meine Seele.
Er führet mich auf rechter Straße
um seines Namens willen.
Und ob ich schon wanderte im finstern Tal,
fürchte ich kein Unglück;
denn du bist bei mir,
dein Stecken und Stab trösten mich.
Du bereitest vor mir einen Tisch
im Angesicht meiner Feinde.
Du salbest mein Haupt mit Öl
und schenkest mir voll ein.
Gutes und Barmherzigkeit
werden mir folgen mein Leben lang,
und ich werde bleiben
im Hause des HERRN immerdar.

Der Psalm ermutigt dazu, sich an eine höhere Macht zu wenden, und gibt denjenigen Zuversicht, die die Hoffnung auf ein harmonisches Leben aufgegeben haben. Aus diesem Gebet, oder besser gesagt aus seinen Worten, können positive Emotionen geschöpft werden, wenn man ihnen Sinn, Bedeutung und Wert verleiht.

Hoffnung, Optimismus und Freiheit sind Attribute, die sich für den Betenden erschließen lassen. Nicht nur der Gläubige wird davon betroffen sein, sondern viele Menschen werden daran teilhaben.

Der amerikanische Dichter Walt Whitman (1819–1892) drückt mit anderen Worten dasselbe aus wie Psalm 23. Das Grundgefühl von Geborgenheit und Zuversicht findet sich hier wie dort:

> Niemals war mehr Anfang als jetzt,
> Nie mehr Jugend und Alter als jetzt,
> Nie mehr Vollkommenheit als jetzt,
> Nie mehr Himmel und Hölle als jetzt.
> Drang und Drang und Drang
> Immer der zeugende Drang der Welt.
> [...]
> Ich bin alt und jung, närrisch und weise,
> Unbekümmert um andre, stets um andre besorgt
> Mutter sowohl wie Vater, Kind sowohl wie Mann,
> Voll von dem Stoff der grob ist, und voll von dem Stoff der fein ist ...
> Ein Schüler der Einfältigen, Lehrer der Gedankenreichsten,
> Ein Neuling und Anfänger, doch erfahren in Myriaden von Jahren ...
> Die hellen Sonnen, die ich sehe, und die dunklen Sonnen, die ich nicht sehen kann, sind am rechten Ort.
> Das Greifbare ist am rechten Ort
> und das Ungreifbare ist am rechten Ort.

Die Zeit ist aufgehoben („Niemals war mehr Anfang als jetzt“), doch die Welt bewegt sich unaufhörlich weiter („Immer der zeugende Drang der Welt“). Was auch geschieht, es gibt immer ein Morgen. Der Dichter bedient sich des Paradoxons, wenn er sagt, dass Alter und Jugend, Narr und Weiser, Unbekümmertheit und

Besorgtheit zusammengehören. Sind sie denn keine Widersprüche? Offenbar nicht. Die Antwort: „Das Greifbare ist am rechten Ort / und das Ungreifbare ist am rechten Ort“ klingt wie die Schlussverse des Psalms 23: „Gutes und Barmherzigkeit / werden mir folgen mein Leben lang, / und ich werde bleiben / im Hause des HERRN immerdar.“ – Niemand geht verloren, alles wird seinen Platz finden und alles wird seine Bestimmung erfüllen. Das eine ist so gut wie das andere. Die Tatsache, dass diese Worte Hunderte von Jahren alt sind (Psalm 23) und dass das ihnen zugrunde liegende Seinsgefühl ständig neu formuliert wird (Walt Whitman), bedeutet, dass es ein umfassendes optimistisches Vertrauen in die Welt geben muss, wie dunkel und aussichtslos sie auch sein mag. Gebet und Gedicht entziehen sich ihrem Wesen nach jedem zeitlichen Impuls, denn das Gute ist zeitlos.

Wenn aber alles am „rechten Ort“ ist, woran kann dann gezweifelt werden? Was ist der „rechte Ort“? Wer bestimmt ihn? Wie ist es möglich, diesen Zustand zu erreichen? Darüber geben die Verse keine Auskunft, künden aber, dass ein „rechter Ort“ möglich sei. Der Barocklyriker Angelus Silesius (1624–1677) gibt uns eine Ahnung davon, was es zu tun gilt:

> Freund, so du etwas bist, so bleib doch ja nicht stehn:
> Man muß aus einem Licht fort in das andre gehen.

Für Silesius ist die Bewegung wichtig, die dem Licht Folge leistet. Er definiert Licht noch als eine „Lebens-Gebrauchsanweisung“. Silesius versteht unter dem Licht „Christus“ als eine religiöse Metapher für etwas, das sich nur bedingt bestimmen und noch schwerer begreifen lässt. Christus ist ein Ideal. Wer vermag ihm nachzufolgen?

Dass Verse Hoffnung verbreiten und Zuversicht (1) geben, zeigt der Theologe Dietrich Bonhoeffer (1906–1945). Er wurde 1945 im Konzentrationslager Flossenbürg ermordet. Doch inmitten der Ausweglosigkeit, der dunkelsten Stunde menschlicher Abgründe, fand Bonhoeffer die Kraft und Gewissheit, dass es etwas gibt, das als Hoffnung und Zuversicht bestehen bleibt (1) und wovon er künden konnte. Sein Gedicht „Von guten Mächten“ konterkariert diese dunkelste Nacht menschlicher Ohnmacht. Wenn es nicht Naivität ist, die er zum Ausdruck bringt, was bei weitem nicht der Fall ist, dann ist es die Zuversicht (1), dass das Gute obsiegen wird. Wie sonst könnte das Gedicht, das im Dezember 1944 kurz vor seiner Hinrichtung verfasst wurde, verstanden werden, denn als Dokument eines unerschütterlichen Glaubens daran, dass es eine andere Macht gibt als jene, die vernichtet und tötet.

Von guten Mächten treu und still umgeben,
behütet und getröstet wunderbar,
so will ich diese Tage mit euch leben
und mit euch gehen in ein neues Jahr.
[...]
Und reichst du uns den schweren Kelch, den bittern
des Leids, gefüllt bis an den höchsten Rand,
so nehmen wir ihn dankbar ohne Zittern
aus deiner guten und geliebten Hand.
[...]
Von guten Mächten wunderbar geborgen,
erwarten wir getrost, was kommen mag.
Gott ist bei uns am Abend und am Morgen
und ganz gewiss an jedem neuen Tag.

Die guten Kräfte sind immer anwesend. Sie warnen vor Gefahr und sie helfen, wenn Gefahr besteht. Selbst der bitterste Kelch wird in der Gewissheit angenommen, dass eine gute und geliebte Hand ihn reicht. Auch wenn damit das eigene Ende besiegelt wäre. Denn Gott ist „am Abend und am Morgen“ und er ist alle

Tag. Damit löst Bonhoeffer die Zeit auf. Sie mündet in den Zustand von Ewigkeit. Getragen von der Hoffnung und Zuversicht (1), in einer Welt zu sein, in der man weiterlebt, auch wenn man nicht mehr Teil dieses Lebens ist.

Die Dichterin Nelly Sachs (1891–1970) nimmt den Leser auf andere Weise mit in die „Ewigkeit“. Ihr Gedicht aus dem Jahre 1961 trägt den Titel: „In diesem Amethyst“:

In diesem Amethyst
sind die Zeitalter der Nacht gelagert
und eine frühe Lichtintelligenz
zündete die Schwermut an
die war noch flüssig
und weinte

Immer noch glänzt dein Sterben
hartes Veilchen

In der Mythologie spielt der Amethyst eine zentrale Rolle, denn er trotzt dem Alkohol. Ein Amethyst mildert den Rausch oder verhindert ihn, wenn er aus einem Amethystbecher getrunken wird.

Das Veilchen, um zu den letzten beiden Versen zu kommen, soll noch im Sterben glänzen, d. h. über ihren Tod hinaus weiterleben. Die weinende Schwermut wird durch das unsterbliche Veilchen aufgelöst.

Veilchenarten gibt es an die 600, und das Wort „Veilchen“ leitet sich ab von der griechischen Priesterin Io. Das Ionische Meer trägt ihren Namen. Als Geliebte des Zeus wurde Io von der Gemahlin des Gottes in eine Kuh verwandelt. Pindar schreibt das Veilchen der Athene zu, womit wir auf folgende Gleichung kommen: Der Rausch (Amethyst), der mit dem Veilchen verbunden ist, stellt sich dem Tod entgegen. Dabei geht der Amethyst, in dem die ewige Nacht sich bricht, indem er gelöst („flüssig“) wird in

Flammen auf, um die Schwermut zu besiegen. Was bleibt, ist das Veilchen, da es sich verwandeln kann.

Resilienz der Zuversicht

Zuversicht als Resilienzfaktor bezeichnet Heiterkeit, Hoffnung, Freiheit und Stärke. Das sind Attribute, die Optimismus und eine positive Sicht auf die Welt ausdrücken. Es kommt aber auch darauf an, diese Resilienzfaktoren so integrieren zu können, dass sie in die Lage bringen, Gegensätze zu ertragen, Widersprüche auszuhalten und diese als mögliche aber nicht endgültige Sichtweise zu reflektieren. Das Leben im Gedicht von Nelly Sachs zeigt, dass es auch in der eingeschlossenen Schwärze noch einen Ausweg gibt, dass die kurzlebige aber wandlungsfähige Blume der Trauer trotzt, um einen Funken Hoffnung an Zuversicht zu bewahren (1). Wie und warum das möglich ist, verrät die Dichterin dem Leser nicht, aber beim Dichter Joseph von Eichendorff findet sich zumindest eine Andeutung, wie Hoffnung und Zuversicht erreicht werden können:

> Schläft ein Lied in allen Dingen,
> Die da träumen fort und fort,
> Und die Welt hebt an zu singen,
> Triffst du nur das Zauberwort.

Der Dichter betrachtet alles als (träumend) lebendig. Zudem geht er von einer Ordnung aus, denn ein Lied, das in allen Dingen schläft, ist etwas Strukturiertes, Klangvolles und Harmonisches. Um die Welt der Dinge zum Klingen, oder besser gesagt zum Singen zu bewegen, bedarf es des „Zauberwortes". Und zwar nicht irgendeines Zauberwortes, sondern eines ganz bestimmten. Tritt genau das ein – sei es im Sinne des Zusammentreffens oder als musikalischer Ausdruck für das Treffen des richtigen Tones –, ertönt alles im Einklang. Eichendorff greift damit auf eine harmonikale Tradition zurück. Es handelt sich nicht mehr nur um ein Lied oder um Harmonien, die sich beliebig ausdrücken, sondern um eine harmonikale Ordnung des Gleichklangs, die auf Pythagoras zurückgeht.

Harmonik meint die Entsprechung von Zahlenverhältnissen, die sich in Musik, Architektur, Kunst und Natur finden lassen. Harmonien bzw. Harmonik und *Goldener Schnitt* sind eng miteinander verwandt, da davon ausgegangen wird, dass es eine (göttliche) Ordnung in der Welt, in der Natur und im Menschen gibt, die wiederum auf einem Fundament beruht, das sich in Zahlenverhältnissen ausdrücken lässt. Der Astronom Johannes Kepler schreibt in seinem Werk *Harmonices Mundi* (*Weltharmonik*) aus dem Jahr 1619: „Zwei Dinge sind es, die uns die Harmonien in der Natur kundtun, das Licht und die Töne.“ In Goethes *Faust* heißt es: „Die Sonne tönt nach alter Weise / In Brudersphären Wettgesang.“ Hier wie dort tönt oder singt die Welt. Der Kepler-Spezialist Max Caspar schreibt in seiner Einleitung zu Keplers *Weltharmonik*:

> Gott hat die Welt so geschaffen wie sie ist. Als Werk des allweisen und allmächtigen Gottes muß diese Welt die schönstmögliche und vollkommenste sein. Die Vollkommenheit aber besteht in bestimmten von der Geometrie dargebotenen Verhältnissen. Diese Verhältnisse sind urbildlich im göttlichen Wesen da. Als Ebenbild Gottes trägt auch der Mensch diese Verhältnisse in seinem Geist. Daher ist er fähig, sie in ihrer Verwirklichung in der Welt, die Gottes Abbild ist, zu erkennen. (Kepler, *Weltharmonik*, 14)

Im *Buch der Weisheit* des Alten Testaments heißt es: „Aber du hast alles nach Maß, Zahl und Gewicht geordnet.“ Ein in Verbindung mit der Natur und den Dingen stehendes Lied ist Ausdruck dieser

Ordnung. Sie kann durch das Zauberwort, das die Entsprechung darstellt, hörbar und damit wahrnehmbar gemacht werden.

Für Eichendorff besteht der Weg aus der Krise darin, sich der Ordnung bewusst zu werden, die das in allem schlummernde Lied wieder erwecken kann. Die Resilienzstrategie bestünde darin, dieses Zauberwort zu suchen, ob es gefunden werden kann oder nicht, ist unerheblich. Auch spielt es keine Rolle, dass das Zauberwort nur ein Symbol für eine mit dem Menschen verbundene Sehnsucht darstellt. Allein auf die Hoffnung, das Ziel des Sehnens zu erreichen, die Zuversicht (1), sich mit Optimismus auf die Suche danach zu begeben, darauf kommt es an. Das kann gelingen, weil alles in Bewegung gekommen ist.

Ein Lied ist nicht nur eine Kombination von Tönen, sondern Atem, eine sublimierte und disziplinierte Übung, die sich als Gesang ausdrückt. Kurzum, es geht um Kultur, die dem Menschen die Möglichkeit bietet, sich neu zu erfinden. Eine Folge davon ist die Wiedererlangung von Fröhlichkeit inmitten all des Jammers und der Trübsal. So paradox es auch klingen mag, es gelingt den Betroffenen, Zuversicht zu entwickeln (1), obwohl es objektiv gesehen keine Hoffnung gibt.

Magister Martinus von Biberach, dessen Lebensdaten nicht bekannt sind und der 1498 in Biberach gestorben sein soll, schrieb auf einen Buchdeckel:

> Ich leb, und waiß nit wie lang,
> Ich stirb und waiß nit wann,
> Ich far und waiß nit, wohin,
> Mich wundert, das ich froelich bin.

Johannes Mario Simmel (1924–2009) greift in seinem Buch *Mich wundert, daß ich so fröhlich bin* von 1949 eine Zeile daraus auf. Das Buch wurde vier Jahre nach Kriegsende veröffentlicht und zeigt, dass Heiterkeit und Zuversicht (1) angesichts vergangener Gräueltaten denkbar sind.

Woher kommt diese Fröhlichkeit? Aus der Tatsache, dass „man“ lebendig ist? Kann uns das helfen, lebendig zu sein, als Strategie gegen die Irrungen und Wirrungen des Lebens? Die Vermutung liegt nahe, dass das Ungleichgewicht, das zu Disharmonie und Krankheit führt, durch die Hoffnung auf Lebendigkeit optimistisch zu stimmen vermag. Dazu gehören das Lied, die Heiterkeit, die Hoffnung und die Leidensannahme.

Zuversicht (1) als Resilienzstrategie entsteht, wenn Heiterkeit und Hoffnung mit Freiheit und Stärke kombiniert werden. Das kommt in den besprochenen Gedichten zum Ausdruck: Wir sind von guten Mächten umgeben und der Schöpfergott bestimmt unser Schicksal (Bonhoeffer). Dazu kommt das Gefühl, dass alles am richtigen Ort und zur richtigen Zeit sein kann (Whitman), weil wir im Haus des Herrn einen Platz finden werden (Psalm). Die Welt hat ihre Ganzheit zurückerobert. Wenn ich „ein Kind und einen Vogel“ (Kerner) beobachte, verströmt dieses Miteinander äußerlich – durch die aktive Hinwendung zur Außenwelt – und innerlich von mir Zuversicht (1).

Abendlied

So legt euch denn, ihr Brüder,
In Gottes Namen nieder;
Kalt ist der Abendhauch.
Verschon' uns, Gott! mit Strafen,
Und laß uns ruhig schlafen!
Und unsern kranken Nachbar auch!

Matthias Claudius

Mondnacht

Und meine Seele spannte
Weit ihre Flügel aus,
Flog durch die stillen Lande,
Als flöge sie nach Haus.

Joseph von Eichendorff

Zuruf

Alles kann sich umgestalten!
Mag das dunkle Schicksal walten.

Friedrich von Matthisson

Morgen-Andacht

Leucht uns selbst in jener Welt
Du verklärte Gnaden-Sonne
Führ uns durch das Thränen-Feld
In das Land der süssen Wonne
Da die Lust die uns erhöht
Nie vergeht.

Christian Knorr von Rosenroth

2. Selbstbestimmung

Nur der vernünftige Mensch ist der echte Adept – er verwandelt
Alles in Leben und Gold – braucht Elixiere nicht mehr.
Novalis

Reiner Kunze wurde 1933 geboren. Er lebte nach dem Krieg in der ehemaligen DDR, die er 1977 als Dissident verließ. Kunze verfasste 1967 das Gedicht „Einladung zu einer Tasse Jasmintee“, das wie folgt lautet:

Einladung zu einer Tasse Jasmintee

Treten Sie ein, legen Sie Ihre
Traurigkeit ab, hier
dürfen Sie schweigen

Das lyrische Ich lädt jemanden in sein Heim ein und fordert auf, die Traurigkeit „abzulegen“, denn hier darf der Eintretende sein, wer und was er ist, und er darf schweigen, d.h. er muss nichts von sich geben. Warum nicht sprechen? Das Schweigen hat eine inhärente Kraft und kann mächtiger sein als das Sprechen, gemäß dem Sprichwort: „Reden ist Silber, Schweigen ist Gold“, oder wie Boethius im 6. Jahrhundert in seiner Schrift *Der Trost der Philosophie* schrieb: „Hättest du geschwiegen, wärst du ein Philosoph geblieben“ („si tacuisses, philosophus mansisses“). Das Schweigen bedingt zudem eine Spannkraft, die die Welt in ihrer Existenz zu bedrohen vermag.

Andererseits heißt es in der christlichen liturgischen Formel bei Matthäus 8,8: „Herr, ich bin nicht würdig, dass du eingehst unter mein Dach, aber sprich nur ein Wort, so wird meine Seele gesund.“ Hier tritt das gesprochene Wort in den Vordergrund, das heilt und weil es göttlich ist und über das Schweigen dominiert. Wird Krankheit oder zumindest Disharmonie durch Schweigen verursacht? Möglicherweise, wenn die gesprochenen Worte nichts nützten. Gleichwohl gibt es das (eine) Wort, das heilt. Das ausgesprochene Wort eröffnet das Johannesevangelium: „Im Anfang war das Wort, und das Wort war bei Gott, und Gott war das Wort." Und doch verwirft Kunze diese Möglichkeit, indem er für ein Schweigen in gastfreundschaftlicher Atmosphäre eintritt.

Schweigen ist bei ihm Nicht-Sprechen, Nicht-Reden. Das bewahrt die Kraft der Ruhe. Man schweigt bei einem Jasmintee. Entweder weil alles gesagt ist oder weil man sich ausruht und kein Geständnis ablegen muss.

Jasmintee hat eine schützende Wirkung auf das Immunsystem und wirkt antibakteriell und entsäuernd. Das spielt bei der Einladung durch das lyrische Ich eine Rolle. Die Einladung zur Selbstbestimmung (2) wirkt wie eine Befreiung. Der Gast darf auch *nichts* reden, darf *auch* schweigen und ist dennoch willkommen. Im Schweigen wird die Zeit aufgehoben, denn das Maß dieser Zeit ist der Augenblick. Das Schweigen ist ein ewiges und trotzt damit der Zeit und der Vergänglichkeit.

Vergänglichkeit und Leben

Der Barockdichter Andreas Gryphius (1616–1664), aufgewachsen in den Wirren des Dreißigjährigen Krieges, thematisiert in seinen Gedichten das Leid. Der Vanitas-Gedanke der Vergänglichkeit, ist eines der Merkmale der Barockdichtung, denn er betrifft die Zeitlichkeit des Lebens und alles Irdischen. In seinem Gedicht *Menschliches Elende* geht es darum, dass der Mensch sein Leben auf einen unsicheren Grund baut, der wegzubrechen droht:

Was sind wir Menschen doch! Ein Wohnhaus grimmer Schmerzen,
Ein Ball des falschen Glücks, ein Irrlicht dieser Zeit,
Ein Schauplatz herber Angst, besetzt mit scharfem Leid,
Ein bald verschmelzter Schnee und abgebrannte Kerzen.

Dies Leben fleucht davon wie ein Geschwätz und Scherzen.
Die vor uns abgelegt des schwachen Leibes Kleid
Und in das Toten-Buch der großen Sterblichkeit
Längst eingeschrieben sind, sind uns aus Sinn und Herzen.

Gleich wie ein eitel Traum leicht aus der Acht hinfällt
Und wie ein Strom verscheußt [dahinschießt], den keine Macht aufhält,
So muß auch unser Nam, Lob, Ehr und Ruhm verschwinden.

Was itzund Athem holt, muß mit der Luft entfliehn,
Was nach uns kommen wird, wird uns ins Grab nachziehn.
Was sag ich? Wir vergehn wie Rauch von starken Winden.

Der Mensch wird hier beschrieben als eine Behausung voller Schmerzen, ein Ball des falschen Glücks, ein Irrlicht, ein Schauplatz von Angst und Leid, und er mutiert zu vergänglichem Schnee oder einer ausgebrannten Kerze. Es sind allesamt Metaphern, die uns die Vergänglichkeit vor Augen führen. Alles wird sich auflösen: der Körper, Ruhm und Ehre ... alles vergeht „wie Rauch von starken Winden“. Und selbst die Zukunft wird mit den Toten ins Grab gezogen, so dass keinerlei Hoffnung besteht. Es gibt nur Vergänglichkeit (vanitas) und die vergebliche Eitelkeit, sich an etwas zu binden, das sich auflösen muss. Das menschliche Leben ist ein Elend.

Erschöpft sich das Gedicht ganz in der Thematisierung der Aussichtslosigkeit? Die Form des Gedichtes widerspricht dem.

Es handelt sich um ein Sonett, bestehend aus vier Strophen mit zweimal vier Versen und zweimal drei Versen mit einem Endreim: abba abba und ccd eed. Warum eine so strenge Ordnung in einer so chaotischen Zeit? Entspricht dies dem unabänderlichen Schicksal des Menschen? Darf er denn keine Freunde, keine Hoffnung, kein Glück empfinden? Gryphius thematisiert in seinem Gedicht die Haltlosigkeit, unterläuft diese aber, indem er ein festes Fundament für seine Gedanken wählt. Dieser Widerspruch ist wie eine stumme Akzeptanz des Weltenlaufs. Die Ewigkeit wird zu einer ausweglosen Zukunft. Hier gibt es keinen Jasmintee und kein Zuhause, in dem man willkommen ist. Hier gibt es nur die andere Seite: die Auflösung und die strenge, unabänderliche Kausalität von Leben und Tod, deren Opfer das Lebendige ist. Der Name des Menschen ist bereits im „Totenbuch" der Sterblichkeit eingetragen. Es gibt kein Entrinnen. Und doch bleibt da die Formstrenge des Gedichts, die den Prozess der Zerstörung wenigstens abmildert. Ein Funken Hoffnung in einer zutiefst unsicheren Existenz.

Gryphius war 21 Jahre alt, als er dieses Gedicht im Jahr 1637 schrieb. Der Dreißigjährige Krieg (1618–1648) war noch im Gange. Von Kindheit an kannte Gryphius nichts als Zerstörung, Gewalt und Unsicherheit. Wie könnte er da eine sicherere Existenz annehmen oder ein Leben, das die ständige Veränderung auf einem lebenswerten Grund sieht? Gryphius verliert diesen Grund. Daher sein Wehklagen. Aber darum auch die in der Strenge der Sonettform versteckte Hoffnung auf Sicherheit. So ist das Gedicht in seiner Unerbittlichkeit auch ein Ausdruck von Sehnsucht nach etwas anderem.

Angelus Silesius (1624–1677) war nur unwesentlich jünger als Gryphius. Auch er erlebte die Wirren des Krieges von Jugend an. Doch er dichtet nach 1640 folgendes:

> Die Welt, die hält dich nicht
> du selber bist die Welt
> Die dich in dir mit dir so stark gefangen hält.

Diese Zeilen sind erfüllt von der Idee der Eigenverantwortung und Selbstbestimmung (2). Angelus Silesius erreicht das, indem er nicht auf das Irdische setzt, sondern auf eine transzendentale Sicht der Welt, die vom Individuum selbstbestimmend geprägt wird. Der Mensch legt Bedeutung in die Welt. Er ist die Welt. Der Mensch kann etwas sein, das Gryphius ihm noch abspricht, ein autonomes Subjekt. Obwohl er in der Welt gefangen ist („Die dich in dir mit dir [...] gefangen hält"), besteht trotz der heillosen Kriegszeit die Möglichkeit, der Welt und dem eigenen Leben einen Sinn zu verleihen.

Prometheus

Das Gedicht „Prometheus" von Johann Wolfgang von Goethe zeigt, dass Konflikte nicht nur zwischen Menschen, sondern auch zwischen Titanen und Göttern ausbrechen und in empörender Weise ausgetragen werden können. In seiner Sturm und Drang-Zeit kritisierte Goethe das, was man heute als Establishment bezeichnen würde. Sein zwischen 1772 und 1774 entstandener Hymnus „Prometheus", der sich an den Menschen und seine Selbstbestimmung richtet, ist wie eine Kampfansage an die Obrigkeit. Goethe war zwischen 23 und 25 Jahre alt, als er den Hymnus schrieb. Er wusste, was er tat, hatte er doch mit seinen Abhandlungen *Zur deutschen Baukunst* (1771), *Zum Schäkespears Tag* (1771), dem Drama *Götz von Berlichingen* (1773) und *Die Leiden des jungen Werther* (1774) Auflehnung literarisch eingeübt. Eine Strophe wie: „Ich kenne nichts Ärmeres / Unter der Sonn als euch, Götter!" steht kühn für sich. Das Selbstbewusstsein des lyrischen

Ich ist ausgeprägt, wenn es den Göttern, in diesem Fall dem Göttervater Zeus, die Daseinsberechtigung abspricht:

> Ich dich ehren? Wofür?
> Hast du die Schmerzen gelindert
> Je des Beladenen?
> Hast du die Tränen gestillet
> Je des Geängsteten?
>
> Hat nicht mich zum Manne geschmiedet
> Die allmächtige Zeit
> Und das ewige Schicksal,
> Meine Herrn und deine?

Zwar erkennt das lyrische Ich die Götter an, an wen sonst könnte er seine Appelle richten? Aber er ignoriert ihre Bedeutsamkeit, weil es ihm oder vielmehr Prometheus gelingt, sein eigenes Volk zu schaffen:

> Hier sitz ich, forme Menschen
> Nach meinem Bilde,
> Ein Geschlecht, das mir gleich sei,
> Zu leiden, zu weinen,
> Zu genießen und zu freuen sich,
> Und dein nicht zu achten,
> Wie ich!

Das lyrische Ich ist als die Gestalt des Prometheus auszumachen, aber zugleich unverkennbar der junge, rebellische Goethe. Diese Doppelbedeutung muss mitgedacht werden. Prometheus, der den Menschen das Feuer brachte, erschafft Menschen nach seinem Bilde. Diese Menschen sind *ganze* Menschen: sie lachen, sie weinen, sie leiden und sie freuen sich, sie genießen und sie sind selbstbewusst genug, um sich vor den Göttern nicht zu verstecken. Der Himmel gehört den Göttern, die Erde den Menschen. Prometheus beschützt die Menschen und unterstützt sie, sich gegen die Götter zu stellen, um ihr Leben zu gestalten.

> Bedecke deinen Himmel, Zeus,
> Mit Wolkendunst
> Und übe, dem Knaben gleich,
> Der Disteln köpft,
> An Eichen dich und Bergeshöhn;
> Mußt mir meine Erde
> Doch lassen stehn
> Und meine Hütte, die du nicht gebaut,
> Und meinen Herd,
> Um dessen Glut
> Du mich beneidest.

Zeus müsse abdanken, denn er habe nichts von dem gebaut, was der Mensch bewohnen oder besiedeln könne, keine Werkzeuge geschaffen und keinen Anspruch auf die Menschenwelt. Zeus beneidet die Menschen sogar um die Kunst des Heimes, wo ein glühendes Feuer Wärme und Behaglichkeit verbreitet. Auch hier wird Zeus wohl kaum auf eine Tasse Jasmintee eingeladen werden.

Die Abschaffung der Götterwelt führt nicht zum Ende der Menschheit. Die Welt wird vielmehr neu gedeutet. Die Grenzen werden neu gezogen und das Terrain wird neu vermessen. Der Geometer der neuen Zeit ist selbstbewusst und stark. Er hat Kraft und leistet Widerstand in seiner Selbstbestimmtheit. Seine Hymnen gelten nicht mehr den Himmeln. Die Energie des Preisens steckt er lieber in die Gestaltung der Erde. Ist das blasphemisch, wo doch der Mensch sich nicht aus sich selbst heraus geschaffen hat, sondern seine Menschlichkeit erst durch das Göttliche erlangte?

Die Frage, wer hier spricht, lässt sich auf eine weitere Ebene auffächern. Neben dem Dichter Goethe und dem anklagenden Prometheus ist es das Genie, der Genius, der hier zu vernehmen ist. Der Geniegedanke gehört zur Zeit des Sturm und Drang und drückt sich in der Überzeugtheit vom eigenen schöpferischen Potenzial aus. Eine Ansicht, die Goethe zutiefst teilte. Johann Georg Christian Kestner, der Ehemann von Charlotte Buff – jener Lotte aus dem *Werther* – schrieb über den jungen Goethe, der 1772 für einige Monate sein Kollege am Amtsgericht in Wetzlar war:

> Er besitzt, was man Genie nennt, und eine ganz außerordentliche Einbildungskraft. Er ist in seinen Affekten heftig. Er hat eine edle Denkungsart. [...] Er liebt die Kinder und kann sich mit ihnen sehr beschäftigen. Er ist bizarre und hat in seinem Betragen, seinem Äußerlichen verschiedenes, das ihn unangenehm machen könnte. Aber bei Kindern, bei Frauenzimmern und vielen andern ist er doch wohl angeschrieben. – Er tut, was ihm gefällt, ohne sich darum zu kümmern, ob es anderen gefällt, ob es Mode ist, ob es die Lebensart erlaubt. Aller Zwang ist ihm verhaßt.

Die Form des „Prometheus“ unterstreicht die überschäumende Kraft des Dichters. Die Form ist lose, folgt keinem festen Schema, bricht mit dem klassischen Metrum und pflegt die Anarchie im Aufbau der Strophen. All dies zeigt, was Goethe beabsichtigte: den Menschen als Ganzes zu sehen, in seinen Affekten und seinem Ungehorsam, seiner Auflehnung und Anarchie. Auf diese Weise übernimmt der Dichter Eigenverantwortung und befreit sich von Konventionen. Zudem ist er lernfähig und bereit, sein Leben und die Welt (!) neu zu gestalten. Und auch Prometheus scheint menschlicher geworden zu sein. Die Erde gehört ihm und den Menschen. Er gestaltet eine neue Welt.

Selbstbestimmung

Selbstbestimmung (2) bedeutet, Verantwortung zu übernehmen. Diese Eigenverantwortung verlangt danach, sich gegen die Einflüsse anderer zu behaupten. Dann geht mit der gewonnenen Selbstbestimmung (2) eine Art Befreiung und die Bewältigung von Herausforderungen einher. Es ist ein Lernprozess, der das Erkennen von Zusammenhängen bedingt. Selbstbestimmung (2) ist also ein bewusster Akt, das eigene Ich der Welt gegenüberzustellen, damit sich allmählich ein harmonisches Verhältnis beiden einstellen kann. Ein Beispiel: Sobald die Nabelschnur durchtrennt ist, ist ein Neugeborenes auf sich allein gestellt. Es wird zwar umsorgt werden müssen, ist nun aber eine eigenständige Persönlichkeit mit dem Ziel, die Selbstbestimmung (2) weiter voranzubringen, denn es reicht nicht aus, auf der Welt zu sein, man muss auch in der Welt sein.

Selbstbestimmung (2) ist eine Möglichkeit, sich gegenüber disharmonischen Zuständen zu behaupten. Es ist eine beeindruckende Erfahrung, zu beobachten, wie man beginnt, aus den Erwartungen an das eigene Selbst heraus zu operieren. Dies führt zu einer Neuorientierung des Lebens. In der Folge wird eine Grundkonstante sichtbar, die sich dem Wandel entzieht und ihn dennoch bestimmt: das Selbst. Das Selbst ist das Bleibende, das der Veränderung trotzt, sich uns aber nur in der Veränderung offenbart.

Novalis schrieb 1798 einen Text mit dem Titel „Erkenne dich selbst“. Die ersten zwei und letzten drei Worte sind kursiv geschrieben: Zusammengefasst ergibt das den Satz: *Eins nur: Kenne dich selbst.* – Der Text handelt von der Suche des Menschen nach diesem offensichtlich verborgenen Selbst. Auf der Suche danach werden nicht nur Natur und Menschen befragt, sondern auch Träume, Mythen und Legenden, leider ohne Ergebnis. Weiter heißt es folgendermaßen:

Glücklich, wer weise geworden und nicht die Welt mehr durchgrübelt,
Wer von sich selber den Stein ewiger Weisheit begehrt.
Nur der vernünftige Mensch ist der echte Adept – er verwandelt
Alles in Leben und Gold – braucht Elixiere nicht mehr.
In ihm dampfet der heilige Kolben – der König ist in ihm –
Delphos auch und er faßt endlich das: *Kenne dich selbst.*
(Am 11. Mai 1798. Freiberg)

Der vernünftige Mensch wird den Stein der Weisen erlangen können, indem er ihn in sich selbst findet. Er belebt und verwandelt alles in Gold und versteht die Inschrift im Apollo-Tempel von Delphi richtig zu deuten, die lautet: *Erkenne dich selbst!* Ein Ausspruch, der zuerst bei Heraklit zu finden ist: „Allen Menschen ist zuteil, sich selbst zu erkennen und verständig zu denken.“ Es ist unbestritten, dass die Selbsterkenntnis auf Apollon zurückgeht und bis heute als Ziel und Hoffnung bewahrt geblieben ist.

Novalis spielt auf die Tradition der Alchemisten an, die versuchten, aus Blei Gold zu machen bzw. den Stein der Weisen zu finden, um ewiges Leben, Gesundheit oder Reichtum zu erlangen. Eine solche Legende hält sich auch heute noch, wie die Harry-Potter-Bücher zeigen.

Aber er sagt so viel, dass alles was ist, erfasst und verwandelt werden kann, durch den, der sein Selbst erkannt hat und zum wahren König wurde, weil er über sich selbst herrscht. Verantwortung übernimmt, wer sich von Vorurteilen befreit und dem Leben stellt.

Halten wir einen Moment inne: Auf der einen Seite steht Andreas Gryphius mit seiner nüchternen Weltsicht. In eine andere Richtung weisen Angelus Silesius, Goethe, Novalis und Reiner Kunze. Und eine dritte Stimme kommt von Friedrich Hölderlin, der einen weiteren Aspekt einbringt. In seinem Gedicht „Patmos“ von 1803 heißt es:

> Nah ist
> Und schwer zu fassen der Gott.
> Wo aber Gefahr ist, wächst
> Das Rettende auch.

Das Rettende ist da, die Gefahr ist es auch. Gott ist ebenso nah wie fern. Alles ist zugleich anwesend und abwesend. In diesem Paradoxon richtet sich das Gedicht ein, um die Dualität zu verdeutlichen und gleichzeitig ad absurdum zu führen. Das Prinzip des Ginkgo-Blattes mit seiner auf Einheit beruhenden Dualität taucht hier in einer anderen Konnotation wieder auf.

Wenn es um Resilienzfaktoren geht, dann geht es auch um eine Resilienzstrategie. Diese ergibt sich aus dem inhaltlichen Dialog mit den Gedichten und basiert auf der Eingangsüberlegung, dass jedes Gedicht aus dem Leben stammt und von einem dichtenden Menschen aus dem Leben geborgen und in Sprache gefasst wird.

Jeder Mensch ist ein Geschichtswesen. Gewohnheiten oder soziale und kulturelle Gepflogenheiten sind ihm ebenso eingeschrieben wie überzeitliche Phänomene wie Liebe, Hass, Freude, Leid, Trauer und Sorge, Hoffnung und Sehnsucht. Die Frage, ob sich der mittelalterliche Mensch so grundlegend vom heutigen unterscheidet oder ob sich der Barockdichter ganz anders verhält als der Dichter der Moderne, mag für einen literaturphilosophischen Diskurs notwendig sein, hier kann sie vernachlässigt und die Frage nach Geschichtlichkeit verneint werden. Gedichte behandeln in ihrem Lebensbezug sozusagen zeitlose Wesen und Phänomene. Wie sonst könnten uns Gedanken, Äußerungen oder Zeugnisse der Vergangenheit etwas bedeuten, wenn sie nicht zeitenüberdauernd immer noch einen Bezug zu uns hätten?

Resilienz der Selbstbestimmung

Gott ist nah, aber schwer oder gar nicht fassbar. Übertragen auf die Selbstbestimmung ist auch das Selbst nah und fern zugleich. Doch, wenn Gefahr vorhanden ist, dann rückt auch die Rettung in den Blickpunkt. Wo sich eine Disharmonie einstellt, findet sich ein Medium zur Harmonisierung, in unserem Falle ist es die Lyrik. Das bedeutet: Das Selbst ist da und gewissermaßen fern; die Unzulänglichkeiten des Lebens sind da, tragen aber schon den Kern zu ihrer Bewältigung in sich. Es gilt sich freizumachen, Selbstverantwortung zu übernehmen und sein Leben neu zu gestalten im Vertrauen darauf, dass das „Rettende“ nahe ist. Dass dieser Lernprozess mit Selbsterkenntnis einhergeht, muss nicht betont werden. Aber wie sieht der praktische Weg dorthin aus? Novalis hat in einem seiner berühmtesten Gedichte Folgendes gesagt:

Wenn nicht mehr Zahlen und Figuren
Sind Schlüssel aller Kreaturen
Wenn die, so singen oder küssen,
Mehr als die Tiefgelehrten wissen,

Wenn sich die Welt ins freie Leben
Und in die Welt wird zurück begeben,
Wenn dann sich wieder Licht und Schatten
Zu echter Klarheit werden gatten,

Und man in Märchen und Gedichten
Erkennt die wahren Weltgeschichten,
Dann fliegt vor Einem geheimen Wort
Das ganze verkehrte Wesen fort.

Wer auf Zahlen und Begriffe verzichtet, verzichtet auf die Berechenbarkeit des Lebens. Die Welt erschließt sich nicht durch ihre Vermessung. Die Vermessung der Welt ist Vermessenheit, Anmaßung. Das Leben muss freigegeben werden, dann sind Licht und Schatten nicht mehr widersprüchlich, sondern klar und verständlich. Und alles, was für den rationalen Menschen überflüssig, Zeitverschwendung oder nutzlos ist, wie Märchen und Gedichte, wird wichtig und wesentlich für die Gestaltung unseres Lebens.

Was ist mit dem geheimen Wort gemeint, das, wenn es gefunden und ausgesprochen wird, alles verwandeln und die Falschheit in Nichts auflösen kann? In Anlehnung an das christliche Gebet vor der Kommunion: „Herr, ich bin nicht würdig, dass du eingehst unter mein Dach, aber sprich nur ein Wort, so wird meine Seele gesund“ handelt es sich um ein einziges Wort, das Gott aussprechen soll, um uns zu heilen.

Die Sprache beziehungsweise das Wort heilt. Welches Wort ist nicht gesagt? Aber ein „Gottes“-Wort kann heilend sein. Worte sind Aufforderungen („Folge mir nach!“), begriffliche Verheißungen („Erlösung“) oder sie leiten den Menschen in eine bestimmte Richtung („Ich bin der Weg ...“). Der beinahe magisch zu nennende Glaube an das gesprochene Wort kann im positiven Sinne die Zeit überdauern (Liebe, Glaube, Hoffnung) oder den Untergang vorbereiten („Wollt ihr den totalen Krieg?“). Ein Wort ist immer eine Antwort, ein Gegen-Wort, etwas, das auf eine Frage, eine Bitte, eine Verzweiflung reagiert und mit ihr in Zusammenhang steht. Gleichwohl ist jede Antwort immer eine Antwort zu viel, weil sie sich absolut setzt und dabei die Zeit vernachlässigt. Sie wird zeitlos, weil sie „eine“ Antwort geben will. Eine Antwort will per definitionem endgültig, abschließend und damit zeitunabhängig sein. Aber wie kann der Mensch oder eine menschliche Äußerung zeitlos sein?

Möglich, dass Angelus Silesius durch seine Zeilen: „Der Mensch, der macht die Zeit“ einen weiteren Hinweis geben kann:

> Du selber machst die Zeit, das Uhrwerk sind die Sinnen;
> Hemmst du die Unruh nur, so ist die Zeit von hinnen.

Es ist die Aufgabe des Dichters, die Zeit zu überwinden und Ewigkeit zu erreichen. So führt er uns vor Augen, dass wir mit unseren Sinnen die Zeit gestalten und dass wir es sind, die die Welt gestalten. Doch wie gestalten wir sie? Indem wir zur Ruhe kommen, welche dann die Unruhe entlarven und hemmen kann. Der Ruhe folgt das Zuhören. Zum Hörenden spricht das geheime Wort und zwar im Schweigen.

So eröffnet die „Einladung zum Jasmintee" einen Weg zur Welt und zu uns selbst, indem das Schweigen zum beredten Schweigen wird, zum Lauschen, zum Teilnehmen, zum Dabeisein. So hat es Franz Kafka gemeint, wenn er schreibt:

> Es ist nicht notwendig, daß du aus dem Haus gehst. Bleib bei deinem Tisch und horche. Horche nicht einmal, warte nur. Warte nicht einmal, sei völlig still und allein. Anbieten wird sich dir die Welt zur Entlarvung, sie kann nicht anders, verzückt wird sie sich vor dir winden.

Auch er lehrt uns das Schweigen, das zur Welt führt, zur Eigenverantwortung, um den Prozess der Welt- und Selbsterkenntnis so voranzutreiben, dass Resilienz sich als Sprungfeder erweist, um ihn durchführen zu können.

Die Resilienzstrategie besteht darin, die Welt sich „entlarven" zu lassen, und zwar dann, wenn wir still und ganz bei uns selbst verharren. Dann erleben wir das geheime Wort und die verkehrte Welt verflüchtigt sich.

Das Göttliche

Edel sei der Mensch,
Hilfreich und gut!
Denn das allein
Unterscheidet ihn
Von allen Wesen,
Die wir kennen.
[...]

Denn unfühlend
Ist die Natur:
Es leuchtet die Sonne
Über Bös' und Gute,
Und dem Verbrecher
Glänzen, wie dem Besten
Der Mond und die Sterne.
[...]

Nur allein der Mensch
Vermag das Unmögliche:
Er unterscheidet,
Wählet und richtet;
Er kann dem Augenblick
Dauer verleihen.

Johann Wolfgang von Goethe

Wonach soll man am Ende trachten
Die Welt zu kennen und sie nicht verachten.

Johann Wolfgang von Goethe

Welt und Ich

Und fürchte nicht, so in die Welt versunken,
Dich selbst und dein Ur-Eignes zu verlieren:
Der Weg zu dir führt eben durch das Ganze!

Erst, wenn du kühn von jedem Wein getrunken,
Wirst du die Kraft im tiefsten Innern spüren,
Die jedem Sturm zu stehn vermag im Tanze!

Hebbel

Nur zwei Dinge

Durch so viel Formen geschritten,
durch Ich und Wir und Du,
doch alles blieb erlitten
durch die ewige Frage: wozu?
[...]
Ob Rosen, ob Schnee, ob Meere,
was alles erblühte, verblich,
es gibt nur zwei Dinge: die Leere
und das gezeichnete Ich.

Gottfried Benn

3. Gestaltung

Denn Bleiben ist nirgends
Rilke, *Duineser Elegien*

Am 8. Januar 1898 schrieb Rainer Maria Rilke in Berlin ein Gedicht, das sich in die Zeit des Impressionismus bzw. Jugendstil einordnen lässt. Er war zu diesem Zeitpunkt 23 Jahre alt. Ein Jahr später wurde „Du musst das Leben nicht verstehen" dann in seinem Gedichtband *Mir zur Feier* veröffentlicht.

Der Begriff „Impressionismus" geht auf ein Gemälde von Claude Monet mit dem Titel „Impression, soleil levant" aus dem Jahr 1872 zurück. Die impressionistischen Maler wollten keine bestimmte Landschaft wiedergeben, sondern eine von ihr hervorgerufene flüchtige Momentaufnahme stimmungsvoll darstellen. Dabei rückte erstmals Eigenwahrnehmung in den Fokus. Vergleichbar geht es beim „literarischen" Impressionisten um den subjektiven Ausdruck und nicht um das, was wahrgenommen wird. Dabei werden Empfindung und Stimmung zum Leitfaden. Der Zeitraum, in dem der Impressionismus die Literatur erfasst, wird mit etwa 1890 bis 1910 angegeben, was auch für den Jugendstil gilt.

Die Vertreter des Jugendstil zeigen die Verbindung von Kunst und Leben. Das Alltägliche wird zum Besonderen. Ornamente, vor allem Pflanzenornamente, sind neben einer ausgeprägten Linientechnik leitmotivisch prägend. Jugendstil, Impressionismus, Symbolismus, Neoromantik oder Décadence werden als Stil- und Kunstströmungen mit dem Fin de Siècle in einem Zusammenhang gesehen. Rilkes Gedicht zeichnet sich durch eine starke Betonung der Subjektivität und der Introspektion (Impressionismus) aus, verbunden mit einer verbalen Ornamentik (Jugendstil).

Du musst das Leben nicht verstehen,
dann wird es werden wie ein Fest.
Und lass dir jeden Tag geschehen
so wie ein Kind im Weitergehen von jedem Wehen
sich viele Blüten schenken lässt.

Sie aufzusammeln und zu sparen,
das kommt dem Kind nicht in den Sinn.
Es löst sie leise aus den Haaren,
drin sie so gern gefangen waren,
und hält den lieben jungen Jahren
nach neuen seine Hände hin.

Das Gedicht besteht aus zwei Strophen von fünf und sechs Versen. Bis auf zwei Ausnahmen haben die Verse in der Regel einen vierhebigen Jambus. Die erste Silbe bleibt ohne Betonung. Die Verse 4 und 9 beginnen mit einem Trochäus. Der Trochäus hat eine Hebung auf der ersten und eine Senkung auf der zweiten Silbe. Danach setzt sich Vers 9 jambisch und Vers 4 mit unbestimmtem Metrum fort. Das Reimschema ist *abaab* in der ersten Strophe und *cdcccd* in der zweiten. Der vierte Vers weicht von den anderen Versen ab, da es 14 Silben gibt statt 8 oder 9. Das liegt in der Absicht des Dichters. Nicht auf eine strenge Silbenzahl kommt es ihm an, sondern auf die lautmalerische Stimmung, die es intuitiv einzufangen gilt.

Das Gedicht gehört zum Frühwerk des Dichters. Die Veröffentlichung erfolgte in verschiedenen Titelvarianten. Der Erstdruck ist bei Herrosé und Ziemsen, Gräfenhainichingen bei Wittenberg Ende 1899 erschienen. Der Verlag existierte dort von 1898 bis 1929. Gero von Wilpert gibt in seiner Aufzählung von Erstausgaben der deutschen Literatur dagegen den Verlag G. H. Meyer in Berlin an (1899). *Mir zur Feier* hat 104 Seiten; die Auflage betrug 800 Stück. Titel und Jugendstil-Illustrationen sind von Heinrich Vogeler entworfen. Dem Band ist ein Motto vorangestellt in Form eines Gedichtes. Zu diesem Buch gibt es noch ein zu Lebzeiten unveröffentlichtes Pendant mit dem Titel: „Dir zur Feier“, das der Freundin Lou Andreas-Salomé gewidmet ist.

In der ersten Ausgabe sind alle Gedichte unbetitelt. „Du musst das Leben nicht verstehen“ findet sich auf Seite 16 und zeichnet sich durch eine subjektive, schwärmerische, ausdrucksstarke und sentimental-naive Sprachwahl aus. Sie ist ein Spiegel der Innenwelt des Dichters. In der ersten Strophe stehen Substantive wie „Leben, Fest, Tag, Kind“ und „Blüten“ (Verse 1–5) im Vordergrund, in der zweiten sind es Verben: „aufsammeln, sparen, nicht in den Sinn kommen, lösen, gefangen sein, hinhalten“ (Verse 6–11).

Das vertrauliche „Du“, mit dem der Dichter beginnt, kann zweierlei bedeuten. Er kann zu sich selbst sprechen oder zum Leser, den er auffordert, das Leben als ein Fest zu begehen. Ein rein intellektuelles Verstehen gilt es zu vermeiden, da es nicht dem Leben entspringt. Das bloße Verstandesdenken hindert uns daran, das Leben unmittelbar zu begreifen und jedem Augenblick seine besondere Weihe zu geben.

Das kindliche Ideal betrachtet die Welt sorglos und unbekümmert. Es ist zufrieden mit dem, was es bekommt, möchte aber das Gefühl des Empfangens immer wieder erleben: „[...] und hält den lieben jungen Jahren / nach neuen seine Hände hin“. Blüten sind verschwenderisch verfügbar, ohne Entgelt oder Gegenleistung, als gäbe es Leben im Überfluss. Ist es nötig, das Leben durch Denken und Planen unnötig zu verkomplizieren? Jeder Tag wird zum Festtag, wenn man sich beschenken lässt, ohne darüber nachzudenken, von wem, womit und warum.

Kinder, so der Dichter, sind ganz bei sich und leben im Augenblick. Der Ausspruch „Werdet wie die Kinder“ aus dem *Neuen Testament*, Matthäus 18, trifft hier Rilkes Gedanken. Genau heißt es dort: „Wenn ihr nicht umkehrt und werdet wie die Kinder, werdet ihr nicht in das Himmelreich hineinkommen.“ Jesus bezieht sich auf einen Streit unter den Jüngern, wer denn der Größte im Himmelreich sei. Er verweist auf ein Kind, das in seiner Unschuld und ohne Erwartungen an das Leben jeden Augenblick annimmt. Ein Kind bewertet nicht und rechnet nicht. Ihm ist jeder Tag ein Festtag.

Der Dichter sagt uns nicht, wie dies konkret erreicht werden kann. Es wird nicht erörtert, wann und wie sich das Verstehen einschränken, aufgeben oder in die richtige Bahn lenken lässt. Der naive Blick des Kindes steht als Signifikant für eine Lebensweise, die wahrhaftiger ist als jene des Erwachsenen. Pädagogische oder erzieherische Grundfragen wie Trotz, Launenhaftigkeit und Grausamkeit werden ausgeblendet.

Der Dichter stilisiert das Fest und das Kind zur Hoffnung. Welches Fest ist gemeint? Ein Familienfest? Ein Fest zeichnet sich durch etwas Besonderes aus. Wenn das Besondere alltäglich wäre? Wäre dann der Alltag festlich verklärt oder das Fest alltäglich und damit nichts Besonderes?

Das Gedicht spielt mit einer gewissen Naivität, hält sie aber für wahr und entfaltet dadurch eine einzigartige Wirkung. Jeder sehnt sich danach, das Leben unbeschwert zu genießen und sich angenommen zu fühlen, statt in einer Spannung zwischen Denken und Leben gefangen zu sein. Das Gedicht wirkt ambivalent, weil die Idee, die in den Versen zum Ausdruck kommt, durchaus Sinn macht. Ihre Umsetzung und Integration ins Leben scheint jedoch schwer möglich.

Der Dichter gibt einem Du einen Rat. Dabei ist es unerheblich, ob mit diesem Du der Dichter selbst oder der Leser gemeint ist. Wie lautet der Rat? Er wird in der ersten Zeile nahegelegt und besteht darin, das Leben nicht zu verstehen, sondern es im Sinne eines Festes zu erleben. Das heißt, das Denken muss zurücktreten. Das Fest mit seinem besonderen Charakter ist mit dem Kindsein vergleichbar, das in naiver Unschuld dem Leben gegenüber offen agiert, ohne zu grübeln, wie es funktioniert.

Das Leben bietet eine Vielzahl an Möglichkeiten, die keiner besonderen Erkenntnis und Durchdringung bedürfen. Wenn dies erkannt wird, kann das Leben neu gestaltet werden. Das „Du“ kann sich neu erfinden und seine bisherige Perspektive ändern, um die Vielfalt des Lebens zu schätzen. Die Grundlage dafür ist, den Verstand in den Hintergrund treten zu lassen. Dies führt zu einer neuen Eigenwahrnehmung als bewusste Selbstbestimmung (2), d.h. einer Selbstbestimmung, die sich auf den Augenblick bezieht. Dabei geht es nicht um aktive Lebensgestaltung, sondern um das Einüben einer zurückhaltenden und vertrauensvollen Passivität. Um eine Analogie zu wählen: Ich bin zu einer Party eingeladen, aber nicht ich bin die Party. Der Tag wird nicht aktiv gestaltet, sondern dem „Geschehen“ überlassen. Wenn mir etwas geschieht, kann ich es nicht kontrollieren. Genau darauf kommt es dem Dichter an, dass der Verstand kontrolliert, das Leben aber (be)lebt. Der Tag geschieht ohne mein Eingreifen und wird zu einem „Fest“. Kritische Überlegungen oder Einwände, Bedenken oder Misstrauen gegenüber demjenigen, das den Tag gestaltet, gibt es nicht. Rilke schreibt im Gedicht *Herbst* von 1902:

> Wir alle fallen. Diese Hand da fällt.
> Und sieh dir andre an: es ist in allen.
> Und doch ist Einer, welcher dieses Fallen
> unendlich sanft in seinen Händen hält.

Rilke war zeitlebens davon überzeugt, dass der Mensch von („in“) einem „großen Willen“ gehalten wird, auch wenn unser Leben in permanenter Bewegung und in ständigem Fallen begriffen ist. Selbst in seinem *Panther*-Gedicht von 1907, dessen Trostlosigkeit aus jedem Vers atmet, gibt es eine überraschende Wendung:

Sein Blick ist vom Vorübergehn der Stäbe
so müd geworden, daß er nichts mehr hält.
Ihm ist, als ob es tausend Stäbe gäbe
und hinter tausend Stäben keine Welt.

Der weiche Gang geschmeidig starker Schritte,
der sich im allerkleinsten Kreise dreht,
ist wie ein Tanz von Kraft um eine Mitte,
in der betäubt ein großer Wille steht.

Nur manchmal schiebt der Vorhang der Pupille
sich lautlos auf –. Dann geht ein Bild hinein,
geht durch der Glieder angespannte Stille –
und hört im Herzen auf zu sein.

Im Zentrum steht ein „großer Wille“, der zwar betäubt, aber dennoch vorhanden ist. Der Panther, das gefangene Raubtier, dessen Wille gebrochen ist, kann diesen Willen weder fühlen noch ihm gehorchen, aber er ist in seiner Ohnmacht präsent.

Ich möchte an dieser Stelle nicht unerwähnt lassen, dass mir dieses Gedicht „Du mußt dein Leben nicht verstehen“ aus mehr als einem Grund relevant für die Betrachtung war. Einmal wirkt es in seiner Naivität erfrischend absurd. Andererseits formuliert es herausfordernd, sich dem Leben „anders“ zu stellen, als wir das gewohnt sind. In jedem Fall besitzt dieses Gedicht eine zutiefst subjektive Komponente, die den Leser vor das Rätsel stellt, wie er dieser Aussage Rilkes begegnen soll.

Dieses und andere Gedichte werden im Kontext des Resilienzfaktors Gestaltung (3) betrachtet. Die Gestaltung (3) ist gekennzeichnet durch Aufarbeitung, Selbstbestimmung (2) und Sinnhaftigkeit. Die Sehnsucht nach Veränderung kann sich nur auf der Basis von Kontrolle und Verstehbarkeit entwickeln und ist eine Herausforderung zur Erprobung der eigenen Widerstandskraft.

Gestaltung und Resilienz

Der Resilienzfaktor Gestaltung (3) umfasst folgende Attribute:

- eigene Entscheidungen treffen
- Verstehbarkeit
- Bewältigbarkeit
- Sinnhaftigkeit
- Widerstandsfähigkeit
- Engagement
- Kontrolle
- Herausforderung.

Auf den ersten Blick würde ein anderer Resilienzfaktor besser passen, und zwar: Zuversicht (1). Seine Attribute sind:

- Heiterkeit
- Hoffnung
- Freiheit

Dazu gehören eine

- positive Weltsicht
- positive Emotionen
- Stärkung
- Optimismus

Liest man das Gedicht mit der ihm innewohnenden auffordernden Naivität, so sind Wirkungen wie Heiterkeit und Zuversicht (1), verbunden mit der Hoffnung auf ein anderes Leben, nicht zu leugnen. Sie lösen positive Emotionen aus, Optimismus und Zuversicht (1) stellen sich zwangsläufig ein. Wie bereits erwähnt, hat Rilke keine näheren Angaben gemacht. Er diagnostiziert vielmehr eine mangelnde Fähigkeit, das Dasein als Fest zu leben. Nicht eigene Entscheidungen sollen im Vordergrund stehen, vielmehr bevorzugt er die Passivkonstruktion, das Leben „geschehen zu lassen". „Verstehbarkeit" als Bewältigungsstrategie lehnt er ab.

Worauf jedes „Du" jedoch nicht verzichten kann, ist das „Engagement", sein Leben auszurichten, oder wie es Rilke in seinem Gedicht „Archaïscher Torso Apollos" im Jahre 1908 in Paris ausdrückt: „Du mußt dein Leben ändern."[10] Aber warum sollte ich das tun? Weil der Torso des Apoll *mich* ansieht. Das ist eine stille, stumme, in Stein gemeißelte Aufforderung:

Archaïscher Torso Apollos

Wir kannten nicht sein unerhörtes Haupt,
darin die Augenäpfel reiften. Aber
sein Torso glüht noch wie ein Kandelaber,
in dem sein Schauen, nur zurückgeschraubt,

sich hält und glänzt. Sonst könnte nicht der Bug,
der Brust dich blenden, und im leisen Drehen
der Lenden könnte nicht ein Lächeln gehen
zu jener Mitte, die die Zeugung trug.

Sonst stünde dieser Stein entstellt und kurz
unter der Schultern durchsichtigem Sturz
und flimmerte nicht so wie Raubtierfelle

und bräche nicht aus allen seinen Rändern
aus wie ein Stern: denn da ist keine Stelle,
die dich nicht sieht. Du mußt dein Leben ändern.

Apollon ist der Gott des Lichts, der Heilkunst, des Frühlings, der sittlichen Reinheit und Mäßigung, der Weissagung und der Be-

10 Vgl. dazu Peter Sloterdijk: *Du musst dein Leben ändern. Über Anthropotechnik.* Suhrkamp, Berlin 2011.

schützer der Musik und der Künste. Die drei wichtigsten Aspekte sind: Licht, Kunst und Heilkunst. Aus mythologischer Sicht vertreibt Apollo das Dunkle und nimmt dem Leben die Schwere. Er kann Schwierigkeiten wie Krankheit, Verzweiflung und Hoffnungslosigkeit überwinden, indem er mäßigend wirkt und das Leben in die richtige Richtung lenkt. So vermag Apollo das Lebendige mit seinem unbeschwerten und feierlichen Charakter eines „Festes“ zu reinkarnieren.

Wenn die Apollonstatue den Betrachter auffordert, sein Leben zu ändern, dann muss irgendwann etwas in diesem Leben defizitär geworden sein. Die Dringlichkeit der Aufforderung „Du musst“ unterstreicht den unbedingten Handlungsbedarf. Worin diese neu zu gewinnende Selbsterkenntnis besteht, wie sie zu erreichen ist und wohin sie führen soll, darüber schweigt das Gedicht. Zudem fehlt dem Torso der Kopf. Gerade der Kopf als der Teil, mit dem Denken stattfinden kann. Diese Fähigkeit scheint also nicht von Bedeutung zu sein. Auch ohne Denken kann der Torso seine Appelle an uns richten. Wenn ich mein Leben nicht verstehen muss, spielt das Denken keine so entscheidende Rolle.

Das ist mehr als eine optimistische Einstellung, letztere wird vielmehr durch eine „eigene Entscheidung“ ersetzt. Indem ich mein Leben ändere, kann sich wieder Sinn einstellen. Die Herausforderung besteht darin, es zu tun, und zwar ohne darüber nachzudenken!

Vergleicht man die auffordernden Sätze der beiden Gedichte, so stehen sich gegenüber: „Du musst das Leben nicht verstehen“ und „Du musst dein Leben ändern“. Widersprechen sie sich in ihren Kernaussagen oder können beide eine ästhetische Aufforderung sein, sich wieder in den Prozess des Lebens zu integrieren? Wenn ja, könnte man auch davon sprechen, dass das unbestimmte „Fest“ des ersten Gedichts am Ende einer Selbsterkenntnis weicht, als kontrollierter Akt, der eigene Entscheidungen herbeiführt und damit das Leben bewältigt?

Die Sinnhaftigkeit des Ganzen hängt nicht von der Analyse ab, sondern von einem Appell, der realisiert werden muss. Ein solches Handeln erfordert die Fähigkeit, dem Bedenkenträger zu widerstehen, der Vernunft zu widerstehen und sich für das Leben oder das Lebendige einzusetzen. Es liegt auf der Hand, dass dies eine Herausforderung ist, die in unwegsames Gelände führt. Der Weg ist nicht vorgegeben, wohl aber der Appell. Es macht Sinn, von Gestaltung (3), Vertrauen (1) oder Selbstbestimmung (2) zu sprechen. Was bedeutet das für das „Du" des Lesers? Zunächst einmal, dass er Abschied nimmt von seinem bisherigen Leben. Rilkes erste *Duineser Elegie* (1912–1922) kann hier die Richtung weisen:

> [...] es erhält sich der Held, selbst der Untergang war ihm
> nur ein Vorwand, zu sein: seine letzte Geburt.

Der Untergang des Helden führt nicht notwendigerweise zu seiner Auslöschung, sondern zu seiner „letzten Geburt", d.h. zu einem Akt der Neugestaltung. Diese Neuausrichtung oder Verwandlung lässt alles hinter sich. Auch der Untergang existiert nicht um seiner selbst willen, sondern wird instrumentalisiert, beherrscht, verdinglicht, zum Objekt der Nähe und des Gebrauchs gemacht. Daher diese Verse der *Elegie*:

> [...] Ist es nicht Zeit, daß wir liebend
> uns vom Geliebten befrein und es bebend bestehn:
> wie der Pfeil die Sehne besteht, um gesammelt im Absprung
> *mehr* zu sein als er selbst. Denn Bleiben ist nirgends.

Sich durch die Liebe vom Geliebten lossagen meint, den anderen als „Fest" zu sehen, als etwas, das sich einstellt, wenn ich das Leben nicht „verstehen" will, sondern in jedem Augenblick eine Chance sehe. Erst dann *bin* ich, wenn ich den Flug des Pfeiles nicht störe, sondern ihn fliegen lasse, wie er fliegen „muss". Der

Mensch ist der Welt ausgesetzt und kann sich nur bedingt heimisch fühlen, da jeder Augenblick den Kummer des drohenden Abschieds in sich trägt. Jedes Bleiben ist vorläufig und kann sich mit keinem Ort auf Dauer verbinden. Dazu nochmals Verse der *Duineser Elegie.*

> Freilich ist es seltsam, die Erde nicht mehr zu bewohnen,
> kaum erlernte Gebräuche nicht mehr zu üben,
> Rosen, und andern eigens versprechenden Dingen
> nicht die Bedeutung menschlicher Zukunft zu geben;
> [...]
> Und das Totsein ist mühsam
> und voller Nachholn, daß man allmählich ein wenig
> Ewigkeit spürt. – Aber Lebendige machen
> alle den Fehler, daß sie zu stark unterscheiden.
> Engel (sagt man) wüßten oft nicht, ob sie unter
> Lebenden gehn oder Toten.

Die Herausforderung besteht darin, sich die Erde nicht untertan sondern zum „Mitspieler" zu machen. Davon spricht die Elegie. Gewohnheiten und Bräuche verstellen den Blick auf das Lebendige. Sie geben keine Zukunft mehr, weil ihr Deutungsanspruch begrenzt ist. Beispielsweise ist die Unterscheidung zwischen Leben und Tod eine Trennung, die Engel nicht vollziehen. Oder die Leere, die sich einstellt, ist eine, die hilfreich und tröstlich ist. Warum? Weil sie leer ist, also frei von Erwartungen. Somit beseitigt sie die Ambivalenz, die das Denken erzeugt.

Rilke vermittelt in seinen Gedichten eine kontrollierte Naivität. Das Kind, der Torso oder der Engel weisen in diesem Kontext auf den Idealismus des Dichters hin. Gerade sie zeigen die Entfremdung von der Alltagswelt und bieten einen Ausweg aus der stillschweigend angemaßten Deutungshoheit, der wir anheimfallen.

Begriff und Wirklichkeit

Es gibt keinen Raum zu füllen, sondern nur Begriffe, die neue Begriffe schaffen. Wenn auf Begriffe verzichtet wird und nur der Einzelfall im Vordergrund steht, wird das Eigene nicht mehr aus den Augen verloren. Das folgende Gedicht soll dies veranschaulichen:

> Nur wer die Leier schon hob
> auch unter Schatten,
> darf das unendliche Lob
> ahnend erstatten.
>
> Nur wer mit Toten vom Mohn
> aß, von dem ihren,
> wird nicht den leisesten Ton
> wieder verlieren.
>
> Mag auch die Spieglung im Teich
> oft uns verschwimmen:
> *Wisse das Bild.*
>
> Erst in dem Doppelbereich
> werden die Stimmen
> ewig und mild.
>
> *Sonette an Orpheus*, 1. Teil IX

Nur wenn der Tod (das Reich der Toten) in das Leben einbezogen wird, können wir leben. Der Verzehr des *Mohns der Toten* vermittelt Ewigkeit. Wenn ein Mensch wie Odysseus und Orpheus das Totenreich betritt, darf er dort keine Nahrung zu sich nehmen, sonst ist eine Rückkehr unmöglich. Dass Rilke dies umkehrt, dass der Lebende die Nahrung der Toten essen muss, um dem allumfassend Lebendigen zu begegnen, ist ein neuer Aspekt. Auf diese Weise findet das Leben seinen Platz im Tod und der Tod seinen

Platz im Leben. Die beiden Reiche stehen sich nicht mehr gegenüber, sondern sind versöhnt. Das Ergebnis ist ein „Doppelreich“, das „sanft und mild“ stimmt. Diese Verdoppelung zeigt sich in der Spiegelung des Teiches: *Wisse das Bild.* – Erst das erkannte Bild zeigt die Verbindung zwischen dem Festen und dem Flüssigen, zwischen dem Starren und dem Fließenden. Auf diese Weise gleicht der Dichter aus, was er mit dem Satz „du musst das Leben nicht verstehen“ angedacht hatte. Jede Trennung schließt aus. Die Wiedereingliederung des Ausgeschlossenen wird nun durch das Bild, das Totenreich, das Fest, die Dinge symbolisiert. Auch im Torso des Apoll steht die flüchtige, gar diaphane Selbsterkenntnis des bearbeiteten Marmorsteins als Aufforderung, das Leben in seiner Ambivalenz („Doppelbereich“) anzunehmen. Erst dann kann es gestaltet werden.

Jeder Mensch hat Erfahrungen, die sich auch in Gedichten widerspiegeln. Wenn Rainer Maria Rilke also schreibt: *Wisse das Bild*, dann meint er, dass wir das Bild von etwas bereits sind und zugleich werden müssen. Sind wir uns einer bestimmten Bildhaftigkeit bewusst, kann dieses Bild in einem nächsten Schritt Teil unseres Lebens sein. Ein Gedicht ist ein Bild. Wenn ich das Gedicht kenne, weiß ich um das Bild, das es in mir auslöst. Dasselbe Bild kann von anderen anders interpretiert werden, was hier nicht von Belang ist. Worauf es jetzt ankommt ist, das eigene Bild zu entdecken.

Zusammengefasst geht es also um eine Resilienzstrategie des Gestaltens (3) und der Neuausrichtung. Dahinter steht die Idee, das Dasein als Geschenk zuzulassen, es so zu akzeptieren, wie es ist, und das Lebendige nicht aufzubewahren, sondern das Leben geschehen zu lassen. Diese Strategie ist eine ästhetische und setzt voraus, dass etwas nicht gemacht werden darf: Festhalten. Begriffe sind starr und eine Trennung zwischen Leben und Tod würde wieder zur Ausgrenzung führen. Es gilt, in Bewegung zu bleiben („Denn Bleiben ist nirgends“). Wie lässt sich das also praktisch verwirklichen? Der Dichter kann und muss diese Frage nicht beantworten. Wir hingegen können sie aus ihren Gedichten lesen und dann unsere eigene Strategie entwickeln.

Gestaltung und Neukonditionierung

Die Absicht der Gestaltung (3) und der Neukonditionierung erfordert die Entscheidung und Entschlossenheit, sich ändern zu wollen. Es liegt in meiner Verantwortung, diesen Schritt zu tun. Was ist der Grund dafür? Die Gründe liegen darin, dass ich entweder mit meinem Leben unzufrieden bin oder dass sich Widerstände, Unzulänglichkeiten oder Krankheiten in mein Leben drängen. Es muss etwas geschehen. Was ist dieses „es“? In jedem Fall ist es etwas, das auch in der Dichtung ausgedrückt und hier wie dort verändert werden kann. Johann Wolfgang von Goethe bietet folgende Orientierung an:

> Willst du dich deines Wertes freuen,
> so mußt der Welt du Wert verleihen.

Oder:

> Willst du immer weiter schweifen? Sieh, das Gute liegt so nah.
> Lerne nur das Glück ergreifen, denn das Glück ist immer da.

Goethe zeigt die Richtung an, nämlich der Welt Wert und Sinn zu geben und das Glück zu ergreifen, weil es immer da ist. Aber auch bei ihm gibt es nur einen Appell und keine Wegbeschreibung. Offensichtlich ist es für einen Dichter nicht notwendig, eine detaillierte Lebenskarte mit einer Existenzanalyse zu entwerfen. Poeten können keine Versprechungen machen, aber sie können Impulse geben. Ein Gedicht ist *da*, wie ein Baum, ein Berg oder eine Blume. Sein *Warum* ist durch seine Existenz begründet. Wir betrachten es, lassen es auf uns wirken und hoffen, dass es zu uns spricht.

Der Barockdichter, Mystiker und Theologe Angelus Silesius, eigentlich Johannes Scheffler, wurde 1624 geboren und starb 1677. Seine kurzen Gedichte und Epigramme sind bis heute einer breiten Leserschaft in Erinnerung geblieben. Eines davon lautet:

Die Rose ist ohne Warum.
Sie blühet, weil sie blühet.
Sie achtet nicht ihrer selbst,
fragt nicht, ob man sie siehet.

Die Rose ist da, aber sie hat keinen funktionalen Zweck. Ihre Daseinsberechtigung ist ihre Existenz. Ihr Sinn ist ihr Sinn. Die Poesie ist tautologisch. In einem anderen Vierzeiler plädiert Angelus Silesius dafür, genau diese Haltung zum Sein einzunehmen:

Mensch, werde wesentlich!
Denn wenn die Welt vergeht,
so fällt der Zufall weg:
das Wesen, das besteht!

Wir lernen nicht, wie man wesentlich wird. Wir erkennen aber, dass es sich nicht um eine bloße Absichtserklärung handeln kann, sondern um eine gelebte Strategie, deren individuelle Gestaltung sich aus dem jeweiligen individuellen Leben ergeben muss.

Bemerkenswert ist die Annahme, dass selbst wenn sich die Welt auflösen und der Zufall als Folge des Kausaldenkens nicht mehr existieren würde, das Wesentliche überdauern wird. Das kausale Denken lebt von der Notwendigkeit. Aber die Notwendigkeit muss so lange mit dem Zufall als ihrem Gegenspieler rechnen, bis die Kausalität alles durchdrungen hat, auch den Zufall. Die Worte des Angelus Silesius, in denen die Rose *ohne* Warum, ohne Notwendigkeit, ohne Kausalität und damit ohne Zufall blüht, stehen dafür, dass es eben doch eine Alternative gibt.

Jenseits des Zufalls scheint es für Silesius eine Welt zu geben, die das Wesentliche als unvergänglich annimmt. Der Dichter sagt nicht, was das Wesentliche ist, sondern nur, dass es Bestand hat und dass der Mensch die Möglichkeit mitbringt, wesentlich zu sein oder zu werden. Seltsam genug klingt das in unserer Zeit, in der metaphysische Ansichten dekonstruiert und absolute Inhalte in einem hermeneutischen Horizont eingeschmolzen werden, der niemals erreicht werden kann. Die Errungenschaften der Philosophie des 20. Jahrhunderts stehen für ein Leben ohne ein absolutes Ziel. Selbst die Rechtsprechung bietet Relatives (Recht haben und Recht bekommen sind zweierlei Dinge). Wahrheit und Gerechtigkeit sind längst nicht mehr dasselbe. Wir bewegen uns in einem solchen Paradoxon der Neuausrichtung, scheinbar ohne Halt und Orientierung, denn die genannten Begriffe, die den Dichtern als Richtschnur dienen (Fest, Kind, Sein usw.), lassen sich nicht definieren. Im Gedicht von Bert Brecht wird das sehr konkret:

Der Radwechsel

Ich sitze am Straßenhang.
Der Fahrer wechselt das Rad.
Ich bin nicht gern, wo ich herkomme.
Ich bin nicht gern, wo ich hinfahre.
Warum sehe ich den Radwechsel
mit Ungeduld?

Warum seine Ungeduld? Weil er nicht vorankommt? Weil er Zeit verliert? Das Gedicht wurde 1953 geschrieben, in einer Zeit des Neubeginns, des Aufbruchs der „jungen Bundesrepublik Deutschland“ und der DDR. Brecht lebte von 1948 bis zu seinem Tod 1956 als politischer Schriftsteller in Ost-Berlin.

Das lyrische Ich ist ungern dort, wo es ist, aber auch woher es kommt und wohin es geht. Wo möchte es denn sein? Die wahrscheinlichste Antwort: in der Dynamik des Fahrens und des Unterwegsseins.

Der Roman *On the Road* des amerikanischen Schriftstellers und einflussreichen Vertreters der „Beat Generation" Jack Kerouac wurde ebenfalls um 1951/52 geschrieben. Es geht um das Unterwegssein und nicht ums Ankommen. Das Reisen und seine Dynamik sind wesentlich für diese Zeit. Ein Radwechsel verzögert die Reise und damit die Geschwindigkeit. Der Reisende lebt nicht mehr in der Geschwindigkeit, sondern in einer erzwungenen Bewegungslosigkeit. Wenn der Bewegungsfluss unterbrochen wird, tritt ein Gefühl der Rastlosigkeit ein, das weder von Rilke noch von Angelus Silesius gewollt ist.

Eine andere Sichtweise zeigt der evangelisch-lutherische Theologe und Kirchenlieddichter Paul Gerhardt (1607–1676), indem er für eine unreflektierte Hingabe an Gott aus reinem Glauben plädiert, aus einer Willensentscheidung heraus.

> Gib dich zufrieden und sei stille
> in dem Gotte deines Lebens!
> In ihm ruht aller Freuden Fülle,
> ohn ihn mühst du dich vergebens.
> Er ist dein Quell und deine Sonne,
> scheint täglich hell zu deiner Wonne.
> Gib dich zufrieden!

Die Resilienzstrategie zur Harmonisierung und Überwindung von Widerständen besteht darin, sich *für* das Leben auszusprechen und es nicht in Frage zu stellen, denn das Wichtigste und worauf es ankommt, ist, in Gott zu ruhen. Das Gedicht fordert den Leser auf, sich in Gottes Hände zu begeben und zufrieden zu sein. Das ist für den entschieden Gläubigen leichter möglich, als für den, der sich ausschließlich mitten im Leben sieht. Dennoch ist Paul Gerhardts

Aufforderung nicht so weit entfernt von der Rilkes, das Denken aufzugeben und das Leben geschehen zu lassen. Hier deuten die Dichter eine Neuausrichtung an, die anderweitig möglich zu werden verspricht.

Eduard Mörike (1804–1875), schwäbischer Pfarrer, Dichter und Übersetzer, plädiert für eine Bescheidenheit, die Extreme vermeidet und beides annimmt: Liebe und Leid. Sein Gebet ist Ausdruck einer Hingabe an etwas Höheres.

Gebet

Herr! schicke, was du willst,
Ein Liebes oder Leides;
Ich bin vergnügt, daß beides
Aus deinen Händen quillt.

Wollest mit Freuden
Und wollest mit Leiden
Mich nicht überschütten!
Doch in der Mitten
Liegt holdes Bescheiden.

Das lyrische Ich bittet Gott darum, seinen Willen annehmen zu können. Weder appelliert noch fordert dieses Ich. Es vertraut in einer Mittlerstellung darauf, dass eine höhere Macht entscheiden wird. Dazu muss das Ich keinen Teil seiner selbst aufgeben, denn es ist allein für diese Entscheidung verantwortlich. Niemand kann von ihm verlangen, dass es sich in die Obhut Gottes begibt. Dies ist einzig und allein seine eigene Entscheidung. Das lyrische Ich integriert sich in die Schöpfung, weil es dem Schöpfungsplan folgt. Soweit die christlichen Überlegungen, auf denen das Gebet beruht. Es kann jedoch auch als eine Metapher verstanden werden, zeitlos und ohne religiöse Konnotation.

Die Resilienzstrategie basiert auf der bewussten und freiwilligen Entscheidung, zu hoffen. Dies wird erreicht durch Bitte und Gebet, was etymologisch dasselbe ist, denn das Wort *Gebet* stammt aus dem Althochdeutschen „gibet", was übersetzt „bitten" bedeutet. Ob ein Gebet oder eine Bitte die gangbare Strategie ist, muss von Fall zu Fall entschieden werden. Generationen von esoterischen und religiösen Ratgebern schwören darauf.

Gesundung durch Abschied

Das Gedicht *Stufen* von Herrn Hesse dient zum Abschluss der Überlegungen und der Ausarbeitung von Strategien zur Heilung der Wunden des Lebens durch Gestaltung (3):

> Wie jede Blüte welkt und jede Jugend
> Dem Alter weicht, blüht jede Lebensstufe,
> Blüht jede Weisheit auch und jede Tugend
> Zu ihrer Zeit und darf nicht ewig dauern.
> Es muß das Herz bei jedem Lebensrufe
> Bereit zum Abschied sein und Neubeginne,
> Um sich in Tapferkeit und ohne Trauern
> in andre, neue Bindungen zu geben.
> Und jedem Anfang wohnt ein Zauber inne,
> Der uns beschützt und der uns hilft zu leben.
>
> Wir sollen heiter Raum um Raum durchschreiten,
> An keinem wie an einer Heimat hängen,
> Der Weltgeist will nicht fesseln uns und engen,
> Er will uns Stuf' um Stufe heben, weiten.
> Kaum sind wir heimisch einem Lebenskreise
> Und traulich eingewohnt, so droht Erschlaffen,
> Nur wer bereit zu Aufbruch ist und Reise,
> Mag lähmender Gewöhnung sich entraffen.

Es wird vielleicht auch noch die Todesstunde
Uns neuen Räumen jung entgegensenden,
Des Lebens Ruf an uns wird niemals enden ...
Wohlan denn, Herz, nimm Abschied und gesunde!

Hesse betont, dass sich Übergänge stufenweise vollziehen und der Mensch von Jugend an im Aufbruch ist. Für den Dichter hat alles seine Priorität und seine Zeit. Die Zeit gliedert sich in Abschied und Neubeginn. Der Mensch der Gegenwart steht im Mittelpunkt. Mit anderen Worten: Die Zeit erreicht uns, wenn es Zeit ist.

Jeder Anfang ist ungewiss. Die Erwartung des Anfangs ist beunruhigend. Doch dem Anfang steht ein schützender Zauber zur Seite. Deshalb haben Anfänger einen besonderen Schutz. Wenn unser Leben zu einem Fest wird, indem wir jeden Tag als Anfang betrachten, dann ist jeder Tag ein Festtag. Es geht nicht darum, dass wir uns verlieren könnten, sondern darum, dass wir geschützt sind, wenn wir uns aufmachen und die Herausforderung des Neubeginns annehmen.

Die Grundstimmung ist heiter, die Seinshaltung gelassen. Der Weg für ein schrittweises Vorankommen ist geebnet. Der „Weltgeist“ im Sinne einer lenkenden Instanz ist eine Reminiszenz an den schwäbischen Philosophen Georg Wilhelm Friedrich Hegel (1770–1831), dessen epochales Werk *Phänomenologie des Geistes* aus den Jahren 1805/06 dieses Offene präferiert. Sonst stellen sich Ermüdung, Gewöhnung, „Erschlaffung“ ein. Das heißt, das Leben bietet nicht mehr Gestaltung (3), sondern Stillstand und Resignation.

Hesse ist überzeugt, dass selbst der Tod sich als neuer Raum auftun wird, den wir betreten können und der sich unserer annimmt. Das Leben ruft uns, es ruft uns, ihm zu folgen. Das Sein wird so in seiner Unendlichkeit begreifbar. Es ist bemerkenswert, dass Disharmonie entsteht, wenn wir nicht in der Lage sind, uns dem Leben und der Veränderung zu stellen. Das macht uns dann krank. Erst der Abschied, der einem Neubeginn weicht, leitet unsere Gesundung ein.

In diesem Kontext bezeichnet der Begriff der Resilienz die Fähigkeit, sich den Herausforderungen des Lebens zu stellen und den Tag anzuerkennen. Das Leben in seiner Vielfalt, seiner Buntheit und seiner Reinheit anzunehmen, ist ein Prozess, der auf Lernen und Veränderung basiert. Stillstand gibt nicht, lediglich Wandlung.

Resilienz der Gestaltung

Die Strategie, durch Poesie resilient zu werden, basiert auf der Fähigkeit, den Augenblick und das Leben immer wieder neu auszurichten. In den Widerständen, die wir dem Leben entgegenbringen, kommt das Leben abhanden. Der Impuls, Lebendigkeit zu erfahren, geht verloren, ebenso die Fähigkeit, Veränderung anzunehmen, sich dabei selbst zu erkennen und der Welt einen Wert zuzuschreiben. Ein Verlust, der im Zustand der Disharmonie erfolgte. Die Annahme eines verborgenen Sinns hinter den Dingen ist ein Denken, das dem Leben selbst nicht gerecht wird, weil es nicht erkennt, dass das Leben *da* ist. *Eine Rose ist eine Rose ist eine Rose* und sie blüht, weil sie blüht. Dies gilt es auf einer höheren Stufe neu zu erlernen.

Das Selbstverständliche, bei dem das Denken an seine Grenzen stößt, muss anders interpretiert werden. Auf diese Weise wird der Augenblick gewürdigt und das *Du* kann sich neu erfinden. Neukonditionierung und Neukonstituierung ist das primäre Ziel einer Resilienzstrategie der Gestaltung (3). Dass dies mit der bewussten Selbstbestimmung (2) einhergeht, dürfte deutlich geworden sein.

Gedicht

Zerstörte Landschaft mit
Konservendosen, die Hauseingänge
leer, was ist darin? Hier kam ich

mit dem Zug nachmittags an,
zwei Töpfe an der Reisetasche
festgebunden. Jetzt bin ich aus

den Träumen raus, die über eine
Kreuzung wehn. [...]

Wer hat gesagt, daß sowas Leben
ist? Ich gehe in ein
anderes Blau.

Rolf Dieter Brinkmann

Schwermut

Schreiten Streben
Leben sehnt
Schauern Stehen
Blicke suchen
Sterben wächst
Das Kommen
Schreit!
Tief
Stummen
Wir.

August Stramm

Willst du immer weiter schweifen? Sieh, das Gute liegt so nah.
Lerne nur das Glück ergreifen, denn das Glück ist immer da.

Johann Wolfgang von Goethe

4. Spiritualität

Nur wer mit Toten vom Mohn
aß, von dem ihren,
wird nicht den leisesten Ton
wieder verlieren.
Rainer Maria Rilke

Else Lasker-Schüler (1869–1945) war eine der bedeutendsten Lyrikerinnen des 20. Jahrhunderts. Ihr Werk ist in einer Gesamtausgabe von 11 Bänden erschienen: darunter ein Lyrikband, einer mit Dramen, drei mit Prosa und sechs Bände mit ihrem Briefwechsel. Das Gedicht „Weltflucht" ist in ihrem ersten Gedichtbuch *Styx* abgedruckt und stammt aus dem Jahr 1902. Zu der Zeit hatte sie den Tod ihrer Mutter und ihres Vaters sowie ihres Lieblingsbruders Paul zu verarbeiten. Ihr 1897 geborener.Sohn Paul starb bereits 1927 an Tuberkulose. Sie unterhielt Freundschaften zu Gottfried Benn, der sie in einer Rede aus dem Jahre 1952 als „größte Lyrikerin, die Deutschland je hatte" lobte, dann zu Franz Marc, Karl Kraus und Martin Buber. 1939 emigrierte Lasker-Schüler nach Palästina und starb dort 1945. Sie, die aus einem wohlhabenden Elternhaus stammte, verarmte und war in den letzten Lebensjahren auf die Unterstützung von Freunden angewiesen.

Als Jüdin in Jerusalem lebte sie zwar sicher vor der NS-Verfolgung, war aber darüber verzweifelt, dass dort die deutsche Sprache geächtet wurde. An ihr wird deutlich, dass Heimat mehr ist als Staatsangehörigkeit. Dazu gehören auch Sprache, Freundschaften und Vertrautheit und all die kleinen Dinge, die insgesamt das geistige Leben erfüllen. In ihrem Gedicht „Weltflucht" kommt es zum Ausdruck:

Ich will in das Grenzenlose
Zu mir zurück,
Schon blüht die Herbstzeitlose
Meiner Seele,
Vielleicht – ist's schon zu spät zurück!
O, ich sterbe unter Euch!
Da Ihr mich erstickt mit Euch.
Fäden möchte ich um mich ziehn –
Wirrwarr endend!
Beirrend,
Euch verwirrend,
Um zu entfliehn
Meinwärts!

Die Flucht aus der Welt führt ins Grenzenlose, dem das lyrische Ich von seinem Ursprung her angehört. Das Aufblühen der Herbstzeitlosen zeigt an, dass etwas zu Ende geht. Diese Pflanze gehört zu den Zeitlosengewächsen. Die sehr giftige Herbstzeitlose blüht von Sommer bis Herbst und ist weit verbreitet. Wenn sie blüht, ist die Mitte des Jahres überschritten, und das Jahr neigt sich bereits dem Ende zu.

Auch das lyrische Ich fühlt sich metaphorisch gesehen am Scheideweg zwischen Jugend und Alter. Ihm verweist der Frühling auf die Jugend, der Sommer auf die Lebensmitte, der Herbst auf das Ende des Lebens und der Winter auf die Zeit des Todes. Das Ich fühlt sich in einem solchen Zyklus eingeschnürt und will sich befreien. Es möchte fliehen, nicht nach Hause (heimwärts), sondern in sein Eigenes: „Meinwärts". Das Ich will das Grenzenlose erreichen, zu dem es gehört, das grenzenlose *Mir*. Die Schlussfolgerung lautet: Ich bin mir meiner selbst im Unendlichen bewusst.

Das Ego ist in der unendlichen Weite geborgen, frei, aber an einem sicheren Ort, weder bedroht noch angegriffen. Die Transzendenz des Unendlichen wird als Heimat fassbar. Eine Verschmelzung ist Aufgabe und Trost zugleich. Die Konfusion endet, denn es ist verwirrend, *Euch* zu sein. Um ich selbst zu sein, muss ich dieses *Euch* beenden. Else Lasker-Schüler meint, dieses *Euch* nur dann hinter sich lassen zu können, wenn das Ich das *Euch* verwirrt. Wer oder was dieses *Euch* ist, wird nicht deutlich. Es ist wohl alles, was dem Ich in seiner Geborgenheitssehnsucht entgegensteht. Es sollte deutlich geworden sein, dass es sich hier nicht um eine alltägliche Erfahrung handelt, sondern um eine spirituelle.

Sich im Unendlichen geborgen zu wissen, setzt Vertrauen in sich selbst und das Unendliche voraus. In einer Zeit, in der sich der Philosoph Nietzsche aufmachte, die Sicherheit des *Himmels* (des Metaphysischen) zu zerstören, in der Sigmund Freud mit der Traumdeutung hausieren ging, wonach das Ich nicht mehr Herr im eigenen Hause sei, in einer Zeit, in der sich abzeichnete, dass nicht nur ein Jahrhundert, sondern eine ganze Epoche zu Ende ging, weil Imperien abdanken mussten, in einer Zeit, die jeden festen Boden zu verlieren drohte, wurde und wird genau das Gegenteil notwendig: auf den Boden verzichten und ihn in der Weite der Welt finden, die in einem selbst liegt.

Wir befinden uns im freien Fall und müssen uns in der Ungeborgenheit einrichten, wo es nie ein Zuhause geben wird, wo man nirgends bleiben kann (Rilke). Dabei ist der Fall im Nichts unser eigentliches Daheim, denn wo ist im Weltraum oben und wo ist unten? Wo ist der absolute Punkt, (der „wendende Punkt"), der das Sein als solches bestimmbar macht? Der freie Fall wird nie enden. Die Ewigkeit ist damit zum Programm geworden. Der Verlust der Verortung wird der Gewinn des Unvergänglichen sein. Das Draußen wird zur Heimat und die Welt wird zum *Meinwärts*.

Nicht getrennt sein

Elke Lasker-Schüler beschreibt in ihrem Gedicht eine Sehnsucht oder eine Erfahrung, was nicht voneinander zu unterscheiden ist, denn beides findet seine Erfüllung in einem zeitlosen, religiösen oder ekstatischen Gefühl, das über die Jahrtausende hinweg überliefert wurde und verschiedene Namen trägt wie: Unio mystica, All-Einheit, Erleuchtung, Verschmelzung der Seele mit Gott usw. Hier aber ist der religiöse Ballast abgeworfen und wir haben es mit einer „reinen“ Erfahrung zu tun, die keinen Glauben voraussetzt. Das Gedicht verweist auf eine Seinserfahrung, die zugleich transzendent und immanent ist. Sie gehört zum Ureigenen, kann aber nur als Sehnsucht nach dem Ewigen evoziert werden. Es gibt keine Garantie dafür, dass sie sich einstellt. Vielmehr handelt es sich um eine Seinserfahrung, die das Gefühl vermittelt, ganz bei sich zu sein. Wesentlich dabei ist, dass die Seele und Ich nicht von der Welt getrennt sind.

Rainer Maria Rilke verfasste in seinem vorletzten Lebensjahr, nämlich 1925, ein kurzes Gedicht, das eine ebensolche tiefgründige Erfahrung thematisiert.

> Ach, nicht getrennt sein,
> nicht durch so wenig Wandung
> vom Sternen-Maß.
> Innres, was ists?
> Wenn nicht gesteigerter Himmel,
> durchworfen mit Vögeln und tief
> von Winden der Heimkehr.

Inmitten der drei Verse steht die zentrale Frage: Was ist das Innere? Die Antwort folgt: Das Innere ist ein „gesteigerter Himmel“ von Vögeln durchzogen und dessen Winde zur Heimkehr treiben. Welche Heimkehr ist gemeint? Die in das eigene Innere, das als ein Himmel gezeichnet wird, nicht als Himmel, wie wir ihn sehen, sondern als Ort der Heimkehr, ohne dass das lyrische Ich nach Außen in die Fremde gehen muss. Der gesteigerte Himmel ist im Innen voller Vögel, die *durch* den Himmel *geworfen* werden. Sie fliegen nicht selbst. Wer wirft sie in den Raum? Wer wirft die „sich selbst Werfenden", die, die fliegen können? – Diese Frage nach dem Inneren stellt das lyrische Ich. Das Innere ist der Himmel, in dem die Vögel Geworfene sind und „tiefe" Winde zur Heimkehr bewegen.

Das lyrische Ich ist passiv. Es erduldet die Antwort auf seine Frage, wie es Else Lasker-Schüler in ihrem Gedicht ausdrückt. Es gibt kein aktives Eingreifen, sondern ein Erdulden, Erfahren, Ersehnen und ein sich Einstellen auf eine Lebenssituation. Dieses Seinsgefühl impliziert einen Widerspruch. Das lyrische Ich will nicht getrennt sein, weiß aber, dass die Trennung („Wandung") sein muss. Der Klagelaut „Ach" bezieht sich auf die Trennung, auf die „Wandung" als Trennendes.

Die „Wand" als Grenze des Ich ist dünn und durchlässig. Das Ich läuft Gefahr, ins Unendliche auszulaufen, weshalb es sich die Frage nach dem Innen stellen muss. Das Innen wiederum verweist auf den äußeren Himmel als Bezug zum All und auf die eigene Heimkehr, als Kehre nach innen. Heimkehr ist demnach sowohl im Außen als auch im Innen zu finden. Das lyrische Ich fühlt sich durch eine dünne Wandung getrennt, doch vom Sternen-Maß aus gesehen, existiert diese Wandung nicht. Das lyrische Ich und die Sehnsucht des Dichters drängen darauf, nicht getrennt zu sein, denn der Dichter will Ewigkeit. Auf seinen Grabstein ließ Rilke folgende Zeilen meißeln:

> Rose, oh reiner Widerspruch, Lust,
> Niemandes Schlaf zu sein
> unter soviel Lidern.

Es gibt unzählige Interpretationen dieser drei Zeilen, und eine einheitliche Deutung ist kaum möglich. Die Worte sind zu verschlüsselt, zu hermetisch in ihrer Bedeutung, aber als Metaphern, Symbole und in ihrer Beziehung zueinander bieten sie Freiräume und Deutungsmöglichkeiten. Die zu diagnostizierende Trope ist die Wachheit. Eine Wachheit, die den Dichter selbst bei im Schlaf geschlossenen Augen („unter so vielen Lidern“) erfasst. Die Worte auf dem Grab des Dichters zeigen den Tod durch den Widerspruch der Rose überwunden. Eine Rose besteht nicht nur aus zarten Blüten, sondern auch aus Dornen (Stacheln). Beides zusammen ergibt eine Rose und liefert die Metapher für ein über sich hinausweisendes Moment der Ewigkeit, der Liebe, der Sehnsucht, der Vergänglichkeit, der Erhöhung. Das Leben hat den Tod überwunden, weil sich Widersprüchliches in der Rose integriert wiederfindet.

Die Religionen kennen die Frage: „Tod, wo ist dein Sieg, wo ist dein Stachel?“ (1 Kor 55). Und sie weisen darauf hin, dass sie „unsterbliches Leben“ geben bzw. gefunden haben und dass jene, die an Christus, das Göttliche, die Götter usw. glauben, ewiges Leben erlangen werden.

Aber wie überwindet der Dichter den Tod? Wie erlebt der Dichter die Einheit? Auf diese Fragen geben die Gedichte keine Antwort. Sie beschreiben das Ergebnis dieser Überwindungserfahrung und die Aussicht auf eine Erfahrung von Ewigkeit als ästhetisches Moment. Ihre Unsterblichkeit ist losgelöst von Glaube und Hoffnung und geborgen in der Welt der Ästhetik des Dichterwortes.

Im Ganzen sein

Das lyrische Ich ist ganz. Es ist in allem und in der Ewigkeit. Damit erweitert und bestätigt Rilke die Intention der Eingangsverse von Johann Wolfgang von Goethe, dessen Gedicht *Eins und alles* so tönt:

Im Grenzenlosen sich zu finden,
Wird gern der Einzelne verschwinden,
Da löst sich aller Überdruß;
Statt heißem Wünschen, wildem Wollen,
Statt läst'gem Fordern, strengem Sollen
Sich aufzugeben ist Genuß.

Weltseele, komm' uns zu durchdringen!
[...]
Und was nicht war, nun will es werden
Zu reinen Sonnen, farbigen Erden,
In keinem Falle darf es ruhn.

Es soll sich regen, schaffend handeln,
Erst sich gestalten, dann verwandeln;
Nur scheinbar steht's Momente still.
Das Ewige regt sich fort in allen:
Denn alles muß in Nichts zerfallen,
Wenn es im Sein beharren will.

Das Ich kann sich im Grenzenlosen wiederfinden, d.h. einen Platz in der unendlichen Weite einnehmen. Gleichzeitig gibt sich das Ich immer wieder selbst auf bzw. wandelt sich ständig. Sträubt es sich gegen diese Verwandlung, wird es in „Nichts zerfallen" und verschwinden. Nur das lyrische Ich, das nicht ruht, das immer handelnd tätig ist und erkennt, dass das Ewige eine eigene Dynamik der Veränderung in sich trägt, überlebt.

Die affirmativen Worte des Dichters weisen nicht den Weg, sondern vermitteln eher etwas Unbestimmtes, nämlich den Rat zur „*Un*-Ruhe". Das Ewige wird greifbar. Goethe weiß noch um eine andere Seite, indem er diesen Prozess als Geheimnis darstellt, wie in seinem Gedicht *Selige Sehnsucht* ausgedrückt:

Sag es niemand, nur den Weisen,
Weil die Menge gleich verhöhnet,
Das Lebend'ge will ich preisen,
Das nach Flammentod sich sehnet.

In der Liebesnächte Kühlung,
Die dich zeugte, wo du zeugtest,
Überfällt dich fremde Fühlung
Wenn die stille Kerze leuchtet.

Nicht mehr bleibest du umfangen
In der Finsternis Beschattung,
Und dich reißet neu Verlangen
Auf zu höherer Begattung.

Keine Ferne macht dich schwierig,
Kommst geflogen und gebannt,
Und zuletzt, des Lichts begierig,
Bist du Schmetterling verbrannt.

Und so lang du das nicht hast,
Dieses: Stirb und Werde!
Bist du nur ein trüber Gast
Auf der dunklen Erde.

Goethe verfasste das Gedicht am 31. Juli 1814 und nahm es in sein Werk *West-östlicher Diwan* (1817) auf. Der *West-Östliche Diwan* ist eine Adaption der islamischen Gelehrsamkeit, die Goethe intensiv studierte. Im 18. und 19. Jahrhundert blühte in Deutschland die Aufarbeitung und Assimilation der islamischen Kultur. So konnte der deutsche Nationaldichter Johann Wolfgang von Goethe schreiben:

Wer sich selbst und andre kennt
Wird auch hier erkennen:
Orient und Occident
Sind nicht mehr zu trennen.

Goethe las den persischen Dichter Hafiz, in der Übersetzung von Joseph von Hammer-Purgstall, der 1774 in Graz geboren wurde und 1856 in Wien starb. Seine Übersetzungen orientalischer Literatur machten ihn bekannt.

Schon in den ersten Versen geht es um eine unaussprechliche Erfahrung, nämlich den Flammentod des Lebenden, d.h. des Menschen, der in der Flamme aufgeht und sich in ihr verwirklicht sieht. Das kann den Opfertod bedeuten oder die Möglichkeit, sich dem Feuer als innerer Flamme anzudienen und es durch seine Handlungen, z.B. sein Werk, zu verwirklichen. Das innere Feuer ist eine schöpferische Kraft, die es zu bergen gilt, die vorhanden ist und doch immer wieder neu entdeckt werden muss. Die Anziehungskraft des Lichtes, in das sich der Schmetterling begierig stürzt, ist der Garant für die Dunkelheit, seinen Tod im Licht. Denn sobald er das Licht der Kerze erreicht hat, wird er verbrannt. Ein Schicksal dem Ikarus vergleichbar, der abstürzte, weil er zu „überschwänglich nach der Sonne griff“.

Der Flammentod ist Ausdruck einer Begierde, die durch Anziehung und Bannung aufgelöst wird. Der Rat lautet, sich der Flamme zu nähern und ihre Anziehung zuzulassen, sich aber auch wieder von ihr zu entfernen. Die Beschränkung der Nähe geht Hand in Hand mit der Öffnung zur Weite. Dennoch sieht der Dichter den Flammentod als notwendig an und plädiert für das „Stirb und werde!“, das es zu erreichen gilt. Dieser Zustand kann nur erlangt werden, wenn es etwas Überdauerndes gibt, das der Dualität voransteht. Wie sonst könnte diese Zweiheit kritisiert und in Frage gestellt werden? Zwischen *Stirb und Werde* gibt es einen Aggregatzustand des Dauerhaften, der davon unberührt bleibt. Hier sei an das *Ginkgoblatt* erinnert, das als Grund seiner sichtbaren Zweiheit dieses Dritte in sich trägt.

Wie kann etwas sterben und doch ständig im Werden begriffen sein? Der sehnsuchtsvolle Flammentod und die sich vollziehende Liebesnacht, deuten darauf hin, dass es sich um eine Erfahrung der Einheit in der Transzendenz handelt. Denn wissen kann man so etwas nicht. Man kann es erleben und es weitererzählen. All dies zielt auf die Ewigkeit, eine Ewigkeit, die in ständiger Bewegung und Veränderung ist: Ruhe als Stille ist der mäandernde Klang der Schöpfung.

Theodor Fontane lässt in seinem Gedicht *John Maynard* den Steuermann der „Schwalbe“ sterben. Auf dem Schiff ist Feuer ausgebrochen und das rettende Ufer ist zwar in Sicht, aber noch weit entfernt. Maynard schafft es, das Ufer anzusteuern und die Passagiere zu retten, doch er selbst stirbt dabei: „er starb für uns, unsre Liebe sein Lohn!“

Der Opfertod des Steuermanns ist möglich, weil er die Erfüllung seiner Pflicht und die Rettung von Menschenleben höher einschätzt als sein eigenes Leben. Ob er dabei im Sinn hat, in einem *Stirb und Werde* aufzugehen, mag dahingestellt sein. Doch wiegt der Opfertod ebenso gewichtig wie die „selige Sehnsucht“. Gemeinsam ist ihnen das Heraustreten aus dem Alltäglichen und die Sehnsucht nach dem Ewigen. Die religiöse Erfahrung kann als eine allumfassende religiöse Erfahrung verstanden werden.

Einen Schritt weiter geht Hermann Hesse in seinem Gedicht *Neues Erleben* aus dem Jahre 1914. Darin beschreibt er den nahen Tod, der durch eine Veränderung der vertrauten Welt angekündigt wird. Aber auch dabei winken „neue Sternenräume“ und der alte Mensch wird wieder zu einem Kind.

Wieder seh ich Schleier sinken,
Und Vertrautestes wird fremd,
Neue Sternenräume winken,
Seele schreitet traumgehemmt.

Abermals in neuen Kreisen
Ordnet sich um mich die Welt,
Und ich seh mich eiteln Weisen,
Als ein Kind hineingestellt.

Doch aus früheren Geburten
Zuckt entfernte Ahnung her:
Sterne sanken, Sterne wurden,
Und der Raum war niemals leer.

Seele beugt sich und erhebt sich,
Atmet in Unendlichkeit,
Aus zerrißnen Fäden webt sich
neu und schöner Gottes Kleid.

Im Angesicht der eigenen Auflösung erfährt das lyrische Ich dies als eine Reaktion der Ewigkeit: „Doch aus früheren Geburten / Zuckt entfernte Ahnung her“. Es erlebt die Welt nicht sinnentleert, sondern die „Seele beugt sich und erhebt sich, / Atmet in Unendlichkeit [...]“. Die Unendlichkeit stellt sich ein und mit ihr die Erinnerung an die eigene Wiedergeburt als ein Andenken „früherer Geburten“.

Hesse wagt mehr als Rilke oder Goethe. Er bezieht nicht nur die Unendlichkeit des Raumes, sondern auch die der Zeit mit ein. Hesse verbindet Goethes Werden mit der Vergänglichkeit des Daseins. Der Mensch lebt als ein Wesen im Transit zwischen den Welten. Er kann nirgendwo dauerhaft bleiben, sondern webt sich ständig ein neues Schicksal, um wieder und wieder den Lebensprozess zu durchlaufen. Die spirituelle Erfahrung ist die des Unvergänglichen. Nie ist ein Sterben ohne Neugeburt zu denken. Im *Neuen Testament* gibt es ein Gespräch zwischen Jesus und Nikodemus über das Wiedergeborenwerden:

> Nikodemus spricht zu ihm: Wie kann ein Mensch geboren werden, wenn er alt ist? Kann er denn wieder in seiner Mutter Leib gehen und geboren werden? Jesus antwortete: Wahrlich, wahrlich, ich sage dir: Wenn jemand nicht geboren wird aus Wasser und Geist, so kann er nicht in das Reich Gottes kommen. Was aus dem Fleisch geboren ist, das ist Fleisch; und was aus dem Geist geboren ist, das ist Geist. Wundere dich nicht, dass ich dir gesagt habe: Ihr müsst von Neuem geboren werden. Der Wind bläst, wo er will, und du hörst sein Sausen wohl; aber du weißt nicht, woher er kommt und wohin er fährt. So ist ein jeder, der aus dem Geist geboren ist. (Joh. 3,4)

Jesus insistiert darauf, dass es eine Dualität von Wasser und Geist, von Körper und Seele gibt. Diese Dualität wird sich nach dem Tod ihrem eigenen Ungrund annähern. Er weist darauf hin, dass der Mensch neu geboren wird.

Resilienz der Spiritualität

Die hier behandelten Gedichte stellen eine Wegstrecke der Lebenseinsicht dar. Das Leben ist mehr als Alltag. Es ist eine Möglichkeit, sich in der Ewigkeit einzurichten. Am Anfang steht eine unbestimmte Sehnsucht. Sie äußert sich in der Sehnsucht, anderswo zu sein als dort, wo man ist. Warum das so ist, ist eine Frage, die sich kaum beantworten lässt. Vielleicht ist einem das Leben nicht mehr genug, oder man fühlt sich allein und einsam, oder man lebt unter seinen Möglichkeiten und merkt plötzlich, dass Alltag und Routine nur andere Begriffe für Scheitern sind.

Die Symptome mögen unterschiedlich sein, aber eines ist immer gleich: Der Impuls zur Veränderung kommt unerwartet und ohne Vorwarnung. Eines Morgens wacht man auf, geht zur Arbeit und fragt sich, ob das schon alles war. Wo ist der Moment, der das Leben beschützt und uns in eine Weite einbindet, die wir uns zu erobern vorgenommen haben? Alles fühlt sich an wie Routine und ist leer, was auf eine Disharmonie mit uns selbst hindeutet. Dann genügt es nicht mehr, nach einem neuen Auto, einer neuen Wohnung, einem weiteren Urlaub oder einem anderen Hobby zu suchen. Alles wirkt aufgesetzt und fade. Nun beginnt man nach den wirklichen Dingen des Lebens zu suchen, angetrieben von einer unbestimmten Sehnsucht.

Das Leben verändert sich beständig, und das, wonach wir suchen, ist nie da, wo es sein sollte. Trotzdem erwacht in einem der Antrieb, sich etwas anderem zuzuwenden als seinen Freunden oder der Gesellschaft. Es kann passieren, dass man mitten in einem spannenden Film den Fernseher ausschaltet und schweigend dasitzt, nicht einmal denkt, sondern einfach nur wartet. Worauf? Im Prinzip darauf, heimzukehren, *Meinwärts*, wie Else Lasker-Schüler es formuliert. Der Weg dorthin führt über eine religiöse, spirituelle oder zumindest existenzielle Erfahrung. Sie kann ohne Wertung als das gesehen werden, was sie ist, eine Erfahrung, die mir widerfährt, die ich suche, die ich mir wünsche und durch die ich hoffe, eine Antwort auf die Frage nach dem Sinn meines Lebens zu finden. Zumindest möchte man sich geborgen wissen und sich gleichzeitig im „Grenzenlosen finden“ (Goethe). Es ist so, als würde man „von Winden der Heimkehr“ dorthin geführt, wo man sich selbst erkennt. Die Voraussetzung dafür ist, dass sich das Leben ständig verändert. Das Feste wird flüssig, das Flüssige wird fest, das Ewige wird relativ und das Relative wird zu einem festen Bezugspunkt. Der Gang des Lebens folgt einer Resilienzstrategie, die darauf hinausläuft, dieses „Stirb und Werde“ (Goethe) zu erkennen.

Die Hoffnung, dieses Leben und die Zeit zu überdauern, ist groß. Es warten neue Sternenräume. Der Raum, in dem ich mich bewege, und zwar als Zeitraum wie als Ortsraum, ist nie leer. Unsere Seele „atmet in Unendlichkeit", um sich ein Kleid, d. h. einen neuen Erdenkörper zu schaffen. Das Leben geht weiter. Die religiöse, spirituelle Erfahrung ist gegenwärtig. Spiritualität (4) bedeutet Geistigkeit, das Finden des Geistes in einer materiellen Umgebung, die Wahrnehmung des Flüchtigen im Alltag.

Spiritualität ist ein umfassender und neutraler Begriff. Die Gewichtung liegt nicht nur auf Religiosität, sondern auch auf der Gestaltung des Lebens basierend auf der Erfahrung von Einheit und Transzendenz. Diese muss jedoch nicht unbedingt religiös motiviert sein. Es ist möglich, Spiritualität als Geist, Vergeistigung oder auch als postmoderne Spiritualität zu definieren.

Zur Religiosität gehört in der Regel eine entsprechende Gemeinschaft, die als soziale Unterstützungsgruppe fungiert. Religiosität und Spiritualität (4) haben positive Auswirkungen. Wer sich einer höheren Macht anvertraut, kann Schicksalsschläge besser verkraften oder abfedern. Sie wird flankiert von Transzendenz und Ewigkeit, liegt aber unterhalb der Wahrnehmungsfähigkeit, wenn sie unreflektiert betrachtet wird. Das Bewusstwerden des Spirituellen spielt eine zentrale Rolle im Sinne der Achtsamkeit für die kleinen Dinge. Erwachen ist dabei eine der Metaphern für Spiritualität. In diesem Zusammenhang wird das Erwachen als eine zweite Geburt beschrieben, ein Erwachen, das sich dem normalen Schlaf der Vergänglichkeit entzieht. Der Schlaf ist dann nicht mehr länger der kleine Bruder des Todes, denn das Leben ist zu permanenter Achtsamkeit geworden. Obwohl beide (Leben und Tod) zur selben Familie (Brüder) gehören, stehen sie verwandtschaftlich so nahe, dass sie mit und durch einander existieren.

Rilke war von der Aussicht, „niemandes Schlaf zu sein", so angetan, dass er es zu seinem Epitaph wählte. Was er damit sagen wollte, ist, dass sich kein Vergessen einstellen sollte, sondern nur ein Erinnern und Voranschreiten. Beides gemeinsam zu erkennen, bietet die Aussicht auf ein ganzheitlicheres, universelles Leben, das sowohl Einheit als auch Alles miteinander verbindet. Ich und Welt sind kompatibel. Dies zu erkennen und sich in der Spiritualität einzurichten (4), ist eine Möglichkeit, eine Resilienzstrategie zu nutzen.

Die Flöhe und die Wanzen
gehören auch zum Ganzen.
Johann Wolfgang von Goethe

Eigentum

Ich weiß, daß mir nichts angehört
Als der Gedanke, der ungestört
Aus meiner Seele will fließen,
Und jeder günstige Augenblick,
Den mich ein liebendes Geschick
Von Grund aus läßt genießen.
Johann Wolfgang von Goethe

Der Rauch

Das kleine Haus unter Bäumen am See.
Vom Dach steigt Rauch.
Fehlte er
Wie trostlos dann wären
Haus, Bäume und See
Bertolt Brecht

[...]
Einmal am Tag
wirklich sehen.
Im Ungefähren
ist das schon viel.
Rainer Malkowski, 1977

Septembermorgen

Im Nebel ruhet noch die Welt,
Noch träumen Wald und Wiesen:
Bald siehst du, wenn der Schleier fällt,
Den blauen Himmel unverstellt,
Herbstkräftig die gedämpfte Welt
In warmem Golde fließen.
Eduard Mörike

5. Angst überwinden

Meinwärts
Else Lasker-Schüler

Das bekannte Gedicht von Gottfried Benn: *Kleine Aster* aus dem Jahr 1912 hat tragisch-komische Züge, und es fällt schwer, nicht von der sterilen Effizienz des Operateurs fasziniert und zugleich abgestoßen zu sein, bevor man begreift, was hier eigentlich ausgesagt wird:

> Ein ersoffener Bierfahrer wurde auf den Tisch gestemmt.
> Irgendeiner hatte ihm eine dunkelhelllila Aster
> zwischen die Zähne geklemmt.
> Als ich von der Brust aus
> unter der Haut
> mit einem langen Messer
> Zunge und Gaumen herausschnitt,
> muß ich sie angestoßen haben, denn sie glitt in das nebenliegende Gehirn.
> Ich packte sie ihm in die Brusthöhle zwischen die Holzwolle,
> als man zunähte.
> Trinke dich satt in deiner Vase!
> Ruhe sanft,
> kleine Aster!

Der Arzt hat den toten Leib eines ertrunkenen Bierfahrers vor sich auf dem Seziertisch liegen, dem jemand eine Aster zwischen die Zähne gesteckt hatte. Während des Sezierens rutscht die Aster in das freigelegte Gehirn. Gerührt von dem pflanzlichen Leben im Angesicht des kalten, physischen Todes nimmt der Pathologe die Aster und legt sie in die Brusthöhle des Toten. Dort wird sie in einer Vase aus Holzwolle und Körperflüssigkeiten verbleiben. Das Lebendige kommt zum Toten und wird vom Toten weiterhin genährt. Die Emotion des Sezierers im Angesicht der Blume ist faszinierend: „Trinke dich satt in deiner Vase! / Ruhe sanft, / kleine Aster!“

Der Pathologe hat keine Worte für die Toten auf seinem Seziertisch. Ein ertrunkener Bierfahrer ist nur einer von vielen Leichen, die seziert werden müssen. Für den Pathologen scheint das kaum von Belang. Aber eine Blume ist hier einzigartig. Astern gibt es gewiss mehr als Bierfahrer. Und doch rührt die Aster das Herz des Arztes. In Gegenwart der Aussichtslosigkeit und im Angesicht des Todes ist eine Aster ein lebendiges Zeichen einer fernen Welt, die nur sehr zufällig ihren Weg in die kalten Räume des Pathologen gefunden hat. Ist dies der Zufall, der dem Tod Hoffnung verleiht? Überwindet hier das Vergängliche der Aster den Tod durch ihre Vergänglichkeit?

In jedem Leben sind Tod und Angst, Verzweiflung und Endlichkeit allgegenwärtig. Der Tod ist auf einem Seziertisch präsent, bleibt aber im Moment des Sezierens ausgeblendet. Die Angst des Menschen vor dem Ewigen wird hier veranschaulicht. Immerhin gibt es Hoffnung. Der Umgang mit den eigenen Ängsten ist das entscheidende Kriterium für das Erleben und Gestalten von Resilienz, denn ständige Angst lähmt. Die Angst als Lebensbegleiter wird in diesem Kapitel als eine Form der Vermeidung gewählt.

Welche innere Widerstandsfähigkeit brauche ich, um mich meinen Ängsten zu stellen? Welche Faktoren sind von Bedeutung? Welche Resilienzstrategie sollte ich anwenden? Kurz gesagt: eine, die zeigt, dass die Menschlichkeit obsiegt. Der Pathologe ist mehr als nur eine Maschine, die nach den Regeln einer Obduktion die Todesursache feststellen muss. In einer mechanisierten Welt das Lebendige zu finden, hilft, Ängste abzubauen und Hoffnung zu entwickeln.

Überwindung durch Treu und Redlichkeit

Ein Ratschlag, den Ludwig Hölty (1748–1776) im Gedicht „Der alte Landmann an seinen Sohn“ aus dem Jahr 1776 gab, lautet wie folgt:

> 1. Üb’ immer Treu und Redlichkeit
> Bis an dein kühles Grab,
> Und weiche keinen Finger breit
> Von Gottes Wegen ab.
>
> 2. Dann wirst du wie auf grünen Au’n,
> Durch’s Pilgerleben geh’n
> Dann kannst du sonder Furcht und Grau’n
> Dem Tod ins Antlitz seh’n.
> [...]
> 8. Dann suchen Enkel deine Gruft
> Und weinen Tränen drauf,
> Und Sonnenblumen, voll von Duft,
> Blüh’n aus den Tränen auf.

Dem Gedicht zufolge kann ein rechtschaffenes Leben die Angst vor dem Tod überwinden. Es sei wichtig, sich ethisch und moralisch zu verhalten und Gott zu ehren, indem man auf seinem vorbestimmten Weg bleibt. Dann könne man ohne Angst und vor allem ohne Schrecken dem Tod ins Antlitz blicken.

Wenn die Ängste vor dem Tod abnehmen, ist die Zukunft gesichert, denn aus den Tränen der Trauernden erwachsen Sonnenblumen und deren Duft als Symbol des Lebens. Niemand ist vergessen, weil man sich an die Verstorbenen erinnert. Das macht sie unsterblich.[11] Eine solche Denkweise oder Strategie vermei-

11 Eine solche Art der Erinnerungskultur ist bis heute lebendig.

det es, sich mit dem Tod als Endzustand auseinanderzusetzen, denn der Tote bleibt gegenwärtig.

Wenn ich darauf vertrauen kann, dass mein Leben nicht nur Sinn hat, sondern dass eine rechtschaffene Lebensweise mir die Angst vor dem Tod nimmt und ich zudem weiß, dass Vertraute sich an mich erinnern werden, dann weiß ich mein Leben auf einer stabilen Basis. Ludwig Höltys Credo, Treue und Redlichkeit zu praktizieren, ist eine Strategie. Sein Gedicht beschreibt sogar, wie man dieses Ziel erreichen kann.

Jahrmarkt der Eitelkeit

Andreas Gryphius thematisiert in seinem Gedicht „Vanitas! Vanitas! Vanitas!“ aus dem Jahr 1643, mitten im Dreißigjährigen Krieg, die Eitelkeit eines Lebens, das auf äußere Erfolge, Werte und Ruhm aus ist. Der Suchende unterliegt diesem Vanitas-Denken von Eitelkeit, leerem Schein und Nichtigkeit.

Eitelkeit ist eine der Hauptsünden innerhalb der christlichen Theologie. Sie lenkt den Menschen vom Glauben an Gott ab und beeinflusst damit den christlichen Weg. Nicht vordergründig das Äußere gilt es zu pflegen, sondern sich nach innen zu wenden. Das dreifach ausgerufene „Vanitas“ des Titels kann so interpretiert werden, dass eine Stufe erreicht ist, auf der es kein Zurück mehr gibt. Eine dreimalige Wiederholung ist Ausdruck von Manifestation. In Goethes „Faust“ spricht Mephisto: „Du mußt es dreimal sagen“. Erst dann darf er in Fausts Studierzimmer eintreten.

Die Zahl drei steht für die Festigkeit einer Absicht. Der Vanitas-Gedanke wird von Gryphius wie folgt dargestellt:

Die Herrlichkeit der Erden
Muss Rauch und Aschen werden,
Kein Fels, kein Erz kann stehn.
Dies was uns kann Ergötzen,
Was wir für ewig schätzen,
Wird als ein leichter Traum vergehn.
[...]
Was ist des Menschen Leben,
Der immer um muss schweben;
Als eine Phantasie der Zeit?
[...]
Der Ruhm nach dem wir trachten,
Den wir unsterblich achten,
Ist nur ein falscher Wahn.
So bald der Geist gewichen:
Und dieser Mund erblichen:
Fragt keiner was man hier getan.
[...]
Dies alles wird zerrinnen,
Was Müh' und Fleiß gewinnen
Und saurer Schweiß erwirbt:
Was Menschen hier besitzen,
Kann für den Tod nicht nützen,
Dies alles stirbt uns, wenn man stirbt.
[...]
Verlache Welt und Ehre,
Furcht, Hoffen, Gunst und Lehre,
Und fleuch den Herren an.
Der immer König bleibet:
Den keine Zeit vertreibet:
Der einig ewig machen kann.

> Wohl dem der auf ihn trauet!
> Er hat recht fest gebauet,
> Und ob er hier gleich fällt:
> Wird er doch dort bestehen,
> Und nimmermehr vergehen
> Weil ihn die Stärke selbst erhält.

Das Gedicht beginnt mit einer deutlichen Absage an die materielle Welt, denn alles wird zerstört und geht in Rauch und Asche auf. Jede Hoffnung auf eine stabile Grundlage schwindet.

Für den Dichter ist ein Menschsein eine „Phantasie der Zeit", eine Einbildung, die sich in der Vergänglichkeit auflösen wird. Für ihn ist die Zeit ein unaufhaltsamer Strom von Veränderung. Es gibt keinen Ausweg, kein Zurück, und auch die Zukunft ist weder friedlich noch vertrauenswürdig. Der Ruhm wird als Illusion entlarvt, denn wenn der Mensch tot ist, erinnert sich niemand mehr an ihn. Der Tod lässt alles zerrinnen, was mühsam errichtet wurde. Alle Habe geht verloren und nützt im Tode nichts, getreu dem Sprichwort: Das letzte Hemd hat keine Taschen. Diese schonungslose Analyse ängstigt nicht nur aufgrund der Todesaussicht, sondern auch, weil es kein Entrinnen gibt, zumindest nicht auf dem Jahrmarkt der Eitelkeiten.

Gibt es dennoch eine Möglichkeit, der berechtigten Sorge um das eigene Wohlergehen eine Perspektive abzugewinnen? Andreas Gryphius schlägt vor, Maßstäbe wie Welt, Ehre, Furcht, Hoffnung, Gunst und Lehre nicht als feste Größen zu sehen, weil sie den Menschen von der Ewigkeit abschneiden.

Ängste können durch ihre Bezogenheit auf die Ewigkeit aufgelöst werden. Dazu bedarf es aber des Vertrauens in jenen König, der immer König bleiben wird, nämlich Jesus Christus. Keine Veränderung kann ihn von seinem Platz verdrängen. Er steht außerhalb der Zeit, weil er den Tod überwunden hat, und außerhalb der Vanitas, weil er frei und auf die Ewigkeit bezogen ist. Durch die Ausrichtung auf Christus (oder Gott) wird der Mensch als Mensch außerhalb von Raum (Vanitas) und Zeit (Veränderung) gerückt. So bleibt er frei und bezieht sich doch auf die unvergängliche Mitte. Dabei ist es nicht von Belang und für den Sinn der Aussage unerheblich, ob von Christus, Gott oder dem Herrn die Rede ist. Nicht das Religiöse ist hier von Interesse, sondern die Bezogenheit auf das Überzeitliche.

Für den Barockdichter ist der Vanitasgedanke wichtig. Er hilft ihm, seine Todesängste abzumildern, da die Thematisierung der Vergänglichkeit eine Art Relativierung bringt. Diese integriert den Tod in den Alltag. Der Fokus auf das Ende wird vermieden, weil es nun die Eitelkeit ist, die hier angeprangert wird. Die Konsequenz lautet, dass das Vergängliche in Bezug auf die eigene Lebensspanne vergehen muss. So wird Vermeidung aktiv eingesetzt, weil es nichts Endgültiges gibt. Not und Elend sollten uns eigentlich lähmen, aber indem sie als Vermeidungsstrategie thematisiert werden, kann der Barockmensch weiter existieren, weil er dem Tod keinen Raum gibt.

Jede Zeit hat ihre eigenen Metaphern. Das Barock bezog sich auf Christus, die Klassik auf das Ideal des Schönen, die Moderne wählt einen postmetaphysischen Pluralismus. Wesentlich ist eine Kraft außerhalb (oder innerhalb) der eigenen Sphäre, die als Bezugsgröße lenkt und schützt. Für Gottfried Benn ist es die Hoffnung auf ein Leben im Tod, für Ludwig Hölty ist es ein ethisch und moralisch einwandfreies Leben in Bezug auf Gott. Andreas Gryphius setzt auf die Absage an die Eitelkeit im Verhältnis zur Ewigkeit. Ängste werden aufgezeigt, aber es werden Lösungen genannt, die keine religiöse Bedeutung haben.

Angst vor dem Beherrschenden

Was also beherrscht uns? Was macht uns Angst? Drei einfache, dennoch unvermutete Antworten:

- Einsamkeit
- Sprache
- Technik

Nehmen wir das bekannte Gedicht von Rainer Maria Rilke: „Herbsttag“:

> Herr: es ist Zeit. Der Sommer war sehr groß.
> Leg deinen Schatten auf die Sonnenuhren,
> und auf den Fluren laß die Winde los.
>
> Befiehl den letzten Früchten voll zu sein;
> gib ihnen noch zwei südlichere Tage,
> dränge sie zur Vollendung hin und jage
> die letzte Süße in den schweren Wein.
>
> Wer jetzt kein Haus hat, baut sich keines mehr.
> Wer jetzt allein ist, wird es lange bleiben,
> wird wachen, lesen, lange Briefe schreiben
> und wird in den Alleen hin und her
> unruhig wandern, wenn die Blätter treiben.

Der Herbst neigt sich dem Ende zu und der Winter steht wartend vor der Tür. Die letzte Ernte muss eingefahren werden, Herbststürme fegen die Blätter von den Bäumen. Die Weinlese ist fast abgeschlossen. Das Jahr neigt sich dem Ende zu und die Menschen verlieren sich in ihren Häusern. Was ist mit denen, die kein Zuhause haben? Wo ist ihr Platz? Was bedeutet es, sich kein Haus mehr zu *bauen*? – Zunächst einmal, dass es keinen geschützten

Raum gibt, in dem Familie oder Freunde auf einen warten. Man ist einsam und wird keinen mit anderen Menschen geteilten Raum bewohnen.

Rilke betont nicht die physische, sondern eine psychische Einsamkeit. Es herrscht in einem selbst Herbst und Winter als Stimmung, die auf Alleinsein ausgerichtet ist und für die Vorsorge getragen werden muss. Der Herbst fährt die Ernte des Frühlings und Sommers ein, sprich: Freunde und Bekannte, die jetzt zur Begegnung fehlen, hat man in den beiden vorangegangenen Jahreszeiten entweder vergessen oder vernachlässigt. Jetzt muss man das akzeptieren. Im Winter ist es nass und kalt, die Nächte sind lang, die Tage kurz: eine äußere wie innere Kälte macht sich viel leichter breit. Es ist wichtig, darauf vorbereitet zu sein. Wer dies versäumt hat, bleibt alleine.

Die Angst bleibt im Verborgenen. Vergänglichkeit und Tristesse schwingen mit. Die Einsamkeit der langen Winterabende wird mit Briefen, Lesen, Wachbleiben, Nachdenken usw. ausgefüllt. Man ist auf sich selbst zurückgeworfen. Und man muss sich selbst ertragen. Der Dichter gibt keine Empfehlung, wie dies vermieden werden kann. Seine lyrischen Verse thematisieren lediglich die Gegebenheit des Herbsttages, weisen aber nicht den Weg aus der angekündigten Einsamkeit. Seine Diagnose mag richtig sein, aber sie trifft nicht unbedingt auf jeden zu. Die Sprache ist verführerisch, die Wortwahl suggestiv, und die Verse zu lesen bedeutet, ihnen zuzustimmen, weil der Leser sich in ihnen wiederfindet.

In dem Gedicht „Ich fürchte mich so vor der Menschen Wort“ aus dem Band *Die frühen Gedichte* drückt Rilke seine Befürchtung aus, dass Worte die Welt so bestimmen, dass sie in ihrer Deutlichkeit das Geheimnisvolle negieren und in ihrer Begrifflichkeit keinen Raum für das Unbegreifliche zulassen. Er zeigt, wie Worte einen bindenden Charakter ausüben, weil sie eine Wirklichkeit an den Begriff binden. Dabei geht das Lebendige der Wirklichkeit verloren:

Ich fürchte mich so vor der Menschen Wort.
Sie sprechen alles so deutlich aus:
Und dieses heißt Hund und jenes heißt Haus,
und hier ist Beginn und das Ende ist dort.

Mich bangt auch ihr Sinn, ihr Spiel mit dem Spott,
sie wissen alles, was wird und war;
kein Berg ist ihnen mehr wunderbar;
ihr Garten und Gut grenzt grade an Gott.

Ich will immer warnen und wehren: Bleibt fern.
Die Dinge singen hör ich so gern.
Ihr rührt sie an: sie sind starr und stumm.
Ihr bringt mir alle die Dinge um.

Es geht darum, dem Gesagten Raum zu geben. Die Dinge sollen „singen“. Sie haben ihre eigene Ästhetik und sind weder starr noch stumm: „Die Dinge singen hör ich so gern“. Rilke zeigt, dass der Zauber der Welt verloren geht, wenn das Wunderbare nicht mehr als wunderbar empfunden wird („kein Berg ist ihnen mehr wunderbar“). Die Hybris besteht darin, dass die Deutungen selbst vor Gott nicht zurückschrecken. Statt das Göttliche als das zu nehmen, was es ist: rätselhaft, undurchschaubar und eben nicht deutbar, wird es denkend zu fassen versucht. Bleibe und Besitz („ihr Garten und Gut“) werden dem Göttlichen gegenübergestellt („grenzt gerade an Gott“). Aber erst wenn die Welt ihren Zauber zurückerhält, wird sie sich dem Grenzenlosen nähern können.

Die Befürchtung des Dichters, dass Worte die Welt deuten und bedeuten, birgt die Gefahr in sich, die Welt davon auszuschließen. Wissen wird unterstellt, wo keines ist. Begriffe engen ein, legen fest, verallgemeinern und verhindern das Individuelle und damit das Zauberhafte, das Unvorhergesehene, das Zufällige.

Aber die Eindeutigkeit („und dieses heißt Hund und jenes heißt Haus“) ist vorgeschoben. Worin besteht die Eindeutigkeit bezüglich dessen, was ein Haus ist? Der Begriff *Haus* bezeichnet eine Vielzahl von Gebäuden mit unterschiedlicher Geschichte. Es ist ein Begriff, der suggeriert, man könne sie bewerten und klassifizieren. Darin liegt die Gefahr, Begriffe mit Dingen zu verwechseln. Der Einzelfall kann nicht erfasst werden. Noch weniger kann man die Grenzen des Hauses, weder in Raum noch Zeit, weder seine Bewohner noch seine Geschichte, weder seine Entwicklung noch seine Dauer durch Etikettierung charakterisieren. Auch wissen wir, dass es hunderte von Hunderassen gibt. Was bedeutet also „Hund“?

Die Angst vor der Klassifizierung mag eine scheinbare sein, aber Pauschalisierungen, z.B. „die Deutschen“, „die Angestellten“, „die Kriminalität“ usw., sind wenig aussagekräftig, wenn nicht genau gesagt wird, was konkret gemeint ist. Der Wald ist eine Ansammlung von Bäumen. Aber „den“ Wald gibt es nicht. Es gibt nur eine Ansammlung von Bäumen. Dazu kommt die Angst, das Undeutbare zu deuten: „[...] sie wissen alles, was wird und war / kein Berg ist ihnen mehr wunderbar; / ihr Garten und Gut grenzt grade an Gott“. Das Wunderbare geht genauso verloren wie das Einzigartige und Namenlose und damit versagt es sich dem Begriff. Der Begriff suggeriert Seichtheit und weckt damit die Angst vor dem Grenzenlosen. Doch das Gegenteil ist der Fall: Das Grenzenlose ist die Wirklichkeit, und der Begriff ist nur eine Schneise in die Unendlichkeit der Dinge und der Welt, geprägt von Worten, die vorgeben, wirklich zu sein, es aber nicht sind.

Es geht darum, die Angst vor dem Fremden, das zu uns gehört, zu überwinden. Die Welt erscheint uns erst dann vertraut, wenn wir sie benennen können. Wenn der Begriff da ist, scheint Sicherheit da zu sein. Rilke hingegen zeigt, dass gerade das Benennen die Vertrautheit untergräbt. Das sollte beunruhigen. Wir glauben, in einer gedeuteten Welt zu Hause zu sein. Woher aber kommen dann die Widrigkeiten, die psychischen Belastungen, die Disharmonien? Könnte es sein – so drängt uns der Dichter zum Nachdenken –, dass die Ursache dafür in einem mangelhaften Gebrauch der Sprache und ihrer Deutung liegt?

Rilke will die „Dinge singen hör[en]". Stattdessen werden sie angerührt, kategorisiert und ergriffen und damit „starr und stumm", weil man sie nicht singen lässt. Dass sie nicht mehr „singen" können bedeutet, dass es eigentlich ihre Natur ist, ihren Klang und ihre Individualität zu entfalten. Der Gesang ist nicht das gesprochene Wort. Gesang ist Kunst, sublimierter Alltag, der die Verbindung zwischen dem Irdischen und dem Transzendenten stiftet.

In *Faust I*, „Prolog im Himmel", heißt es: „Die Sonne tönt nach alter Weise / In Brudersphären Wettgesang [...]". Damit wird die Annahme einer Sphärenharmonie ausgedrückt, die den Planeten Töne zuweist, um ein harmonisches Ganzes zu ergeben. Diese Vorstellung geht auf das Alte Testament zurück und begegnet uns heute noch in J. R. A. Tolkiens *Silmarillion*. Im ersten Kapitel „Die Musik der Ainur" erschafft Ilúvatar die Welt und lehrt seinen ersten Geschöpfen Melodien, die sie vor ihm singen. „Doch indem sie hörten, verstanden sie besser, und es wuchsen Einklang und Harmonie." Die Welt ist eben hörend zu erfassen, wie es bei Eichendorff heißt: „Und die Welt hebt an zu singen, / Triffst du nur das Zauberwort."

Ohne den Klang der Welt, so Rilke, fehlt die Möglichkeit, die Welt zu entdecken – oder wie Peter Handke es in *Die Stunde der wahren Empfindung* formuliert: „Wer sagt denn, daß die Welt schon entdeckt ist?" So gehen uns die Dinge verlustig. Wir bringen sie uns um. Der Dichter mahnt. Wie sollen wir verfahren? Die Welt immer wieder neu entdecken? In der Tat: Die Angst, sich auf das Leben einzulassen, in Gewohnheiten festzustecken, Vorurteile zu pflegen, Begriffe mit Wirklichkeit zu verwechseln … all das versperrt den Zugang zur Welt und schürt die Angst vor dem Unbekannten.

Die dritte der genannten Ängste, jene vor der Technik, betrifft nur vordergründig den Umgang mit ihr. Diese Angst geht tiefer. Es ist die Angst vor der Technisierung der Welt, die ähnlich wie die Begrifflichkeit den Blick auf die Welt verstellt. Rilke beschreibt dies im 2. Teil, Sonett X aus *Die Sonette an Orpheus* so:

> Alles Erworbne bedroht die Maschine, solange
> sie sich erdreistet, im Geist, statt im Gehorchen, zu sein.
> Daß nicht der herrlichen Hand schöneres Zögern mehr prange,
> zu dem entschlossenern Bau schneidet sie steifer den Stein.
>
> Nirgends bleibt sie zurück, daß wir ihr ein Mal entrönnen
> und sie in stiller Fabrik ölend sich selber gehört.
> Sie ist das Leben, – sie meint es am besten zu können,
> die mit dem gleichen Entschluß ordnet und schafft und zerstört.
>
> Aber noch ist uns das Dasein verzaubert; an hundert
> Stellen ist es noch Ursprung. Ein Spielen von reinen
> Kräften, die keiner berührt, der nicht kniet und bewundert.
>
> Worte gehen noch zart am Unsäglichen aus ...
> Und die Musik, immer neu, aus den bebendsten Steinen,
> baut im unbrauchbaren Raum ihr vergöttlichtes Haus.

Die ersten beiden Zeilen zeigen das Problem: „Alles Erworbne bedroht die Maschine, solange / sie sich erdreistet, im Geist, statt im Gehorchen, zu sein." Wenn die Maschine nicht mehr durch die menschliche Vorstellungskraft bedient wird, d.h. wenn der Mensch die Kontrolle über sie verliert, dann bedroht die Maschine uns, weil sie nicht mehr dem Menschen gehorcht, sondern der Mensch der Maschine. Zum Beispiel bin ich in der Lage, die Maschine „Computer" zu bedienen, indem ich gelernt habe, meinen Willen so zu formulieren, dass der Computer ihn ausführen kann.

Streng genommen bin ich selbst zur Maschine geworden, denn alle Impulse, die nicht zu meinem Anliegen gehören, die die Maschine nicht versteht oder die von der „Sache“ abweichen, werden eliminiert.

Die Angst, eine Maschine nicht richtig zu bedienen, etwas falsch zu machen, von ihr so abhängig zu sein, dass man nicht mehr ohne sie leben kann, geht um. Ein mehrtägiger Stromausfall wäre in einer hoch industrialisierten Gesellschaft eine Katastrophe. Tschernobyl oder Fukushima haben gezeigt, was passiert, wenn der Mensch die Maschine nicht mehr versteht, ihr nicht mehr gehorcht. Die Katastrophe ist unausweichlich. Der Verlust des Handys führt zum Verlust der eigenen Persönlichkeit ...

Aber anstatt den Geist zu schulen, lassen wir die Maschine herrschen. Wir leben in einer Zeit, in der die Maschine immer mehr Raum einnimmt. Filme wie *2001 – Odyssee im Weltraum*, *Terminator* oder *Star Wars* haben dies schon früh thematisiert. Als Luke Skywalker in *Das Imperium schlägt zurück* eine künstliche Hand erhält, vollzieht sich in ihm ein Wandel. Darth Vader, sein Vater und Inbegriff des Zerstörerischen, besteht fast nur aus Maschinen, ohne die er nicht leben könnte. Luke weiß, dass er auf dem besten Weg ist, wie Darth Vader zu werden, eine humanoide Maschine. Er erkennt, dass das nicht sein darf. Stattdessen wird er ein Jedi. Gerade die Jedi, eine Bewegung, die auf Zwischenmenschlichkeit und ein geringes Maß an Technisierung setzt, ohne die Technik zu verleugnen, die auf die Natur inmitten einer hocheffizienten und hochtechnisierten Welt baut, sind der Gegenpol zu dieser Welt und die personifizierte Antwort auf die beiden Verse von Rilke. Sie lassen die Maschinen nicht in ihren Geist und leben doch mit ihnen.

Das Vertrauen in die Maschine ist ungebrochen. Der Traum, den eigenen Körper durch eine Maschine zu ersetzen und lediglich als Gehirn zu existieren, wird geträumt, doch Rilke sieht die Bedrohung einer Maschinen-Herrschaft: „Sie ist das Leben, – sie meint es am besten zu können, / die mit dem gleichen Entschluß ordnet und schafft und zerstört.“ Warum sollte die Maschine das Leben besser bewältigen können als der Mensch? Kann sie unser Leben ordnen oder verwalten? Ordnet sie nicht genau so, wie sie zerstört: blind, verantwortungslos, weil sie so programmiert ist, weil sie es kann? Es ist also der Mensch, der sein eigenes Leben an die Maschine delegiert und sich damit aus seiner Verantwortung stiehlt? Aber gibt er seine Verantwortung nicht einfach an einen Algorithmus ab, der von der Programmierkunst eines Menschen abhängt?

Die Angst vor der Allmacht der Maschine ist vorerst nur Warnung, denn: „Aber noch ist uns das Dasein verzaubert [...]“ Wie lange kann der Zauber, der Gesang, wie es in den letzten Versen heißt, noch bestehen?

Die Angst vor der Technik, eine Angst, die der Philosoph Martin Heidegger in den 1950er-Jahren thematisiert hat und dem andere gefolgt sind, folgt einer Angst, ohne Technik nicht mehr leben zu können. Was ist schlimmer? Ihr ausgesetzt zu sein oder sich in ihr zu verlieren? Das sind Fragen, die sich aus Ängsten ergeben, ohne den Anspruch erheben zu können, über Antworten zu verfügen.

Resilienz der Vermeidung

Der Umgang mit Angst – dazu gehört der Tod ebenso wie eine Phobie – bedarf der Vermeidungsstrategie. Dabei ist es sinnvoll, sich der Angst, der Trauer, der Einsamkeit oder der Krise nicht nur zu stellen, sondern sie auch zu vermeiden im Sinne eines Blockierens oder Verdrängens. Vermeidung als Resilienzfaktor bedeutet, dass etwas vorübergehend, also für einen bestimmten Zeitraum-nicht thematisiert werden sollte. Es muss nicht immer alles und zu jeder Zeit gesagt werden. Wenn wir die Hinweise der Dichter beachten, sollten wir in der Lage sein, unsere eigenen Schlüsse aus den Gedichten zu ziehen, um eine individuelle auf uns zugeschnittene Resilienzstrategie der Vermeidung zu entwickeln.

Angst meint im Grunde *Enge*. Man fühlt sich ängstlich, d.h. eingeengt, eingeschnürt, festgehalten. Es geht nicht um *alle* möglichen Ängste. Es geht um Angst, wie sie sich auch in Gedichten wiederfindet und bei ihnen erblicke ich im Spiegel das Abbild meiner Angst. Das bringt mir aber die Möglichkeit, eine Resilienzstrategie zu entwickeln. Zum Beispiel ist die Angst vor der Technik sowohl berechtigt als auch unbegründet. Alles, was exzessiv wird und eine Abhängigkeit in dem Sinne schafft, dass ich die menschliche Kontrolle aufgeben muss, löst Angst aus. Wir müssen lernen, wieder unserem Geist zu vertrauen, unserer Phantasie, unserer Vorstellungskraft und vor allem uns selbst.

Resilienzstrategien sind nicht fertige Konzepte, sondern entwickeln sich im Einzelfall an einem Gegenüber. Ein Gedicht ist ein solches Gegenüber. Lassen wir die „Steine tönen", achten wir auf den „Gesang", der sich aus Versen entwickelt. Zuhörer zu sein die eigenen Ängste betreffend, ist bereits eine Resilienzstrategie. Sie kann sich positiv auswirken, je nachdem, welche Belastung vorliegt. Die Traumaforschung sagt, dass die Vermeidung und Verdrängung unangenehmer Erinnerungen, die mein Selbstwertgefühl bedrohen, erst einmal unterstützend und hilfreich sei. Das widerspricht der traditionellen Psychologie. Ich muss mich auf das konzentrieren, was mir nützlich erscheint, und betrachte dabei die Poesie als Anregung. Will ich die Technik kritisieren oder will ich diese Kritik konstruktiv nutzen? Ich entscheide, ob ich Vergänglichkeit im Leben einfach als gegeben hinnehmen will oder ob das eine Werteverschiebung in mir bewirkt, sodass einige Verhaltensweisen hinterfragt werden müssen. Ich entscheide, ob ich angesichts eines menschlichen Endes Besitztümer aufhäufe, Menschen instrumentalisiere und mir Dinge aneigne, die „nur" mir gehören. Ich entscheide, ob ich die vorgeschlagenen Schlüsse ziehen will oder nicht. Ich finde weitere Erkenntnisse, wenn ich mich mit meinem Gegenüber auseinandersetze und beschäftige. Dadurch erlange ich eine über die Poesie vermittelte andere Sichtweise. Resilienz ist die Fähigkeit, eine solche Möglichkeit aktiv zu nutzen.

Der Tod

Ach, es ist so dunkel in des Todes Kammer,
Tönt so traurig, wenn er sich bewegt
Und nun aufhebt seinen schweren Hammer
Und die Stunde schlägt.

Matthias Claudius

Grabspruch

Gott ist wahrhaftig und gerecht,
hier ruht der Herr und auch sein Knecht;
nun, ihr Weltweise, tret't herbei
und sagt, wer Knecht und Herr da sei.

Der Spinnerin Nachtlied

[...]
Seit du von mir gefahren,
Singt stets die Nachtigall,
Ich denk bei ihrem Schall,
Wie wir zusammen waren.

Gott wolle uns vereinen,
Hier spinn ich so allein,
Der Mond scheint klar und rein,
Ich sing und möchte weinen!

Clemens Brentano

Ehmals und jetzt

In jüngern Tagen war ich des Morgens froh,
Des Abends weint ich; jetzt, da ich älter bin,
Beginn ich zweifelnd meinen Tag, doch
Heilig und heiter ist mir sein Ende.

Friedrich Hölderlin

Alter Stromer

Im Dorf die Hunde schlagen
wild an ... Ich drück' mich sacht.
Der Tag war' zu ertragen –
aber die Nacht, die Nacht!

Owlglass [Hans Erich Blaich]

6. Miteinander

Wer hat gesagt, daß sowas Leben ist? Ich gehe in ein anderes Blau.

Rolf Dieter Brinkmann

Stellen Sie sich Folgendes vor: Es schneit. Sie verbringen den ganzen Tag über im Freien. Es geht dem Abend zu und Ihnen ist kalt. Die Handschuhe sind nass. Die Stiefel schützen kaum noch gegen den Schnee und Sie möchten endlich wieder festen Boden unter den Füßen spüren. Die Nase ist bläulich-rot. Ihre Wangen fühlen sich glühend und erstarrt zugleich an. Ihr Atem stößt weißen Nebel aus und in Ihren Haaren klebt Eis. Sie sind müde, hungrig und durstig. Die hereinbrechende Dämmerung beunruhigt und Sie spüren jeden Schritt am ganzen Körper. Da sehen Sie ein Licht in der Ferne. Ein Haus, dessen Fenster hell erleuchtet sind. Der Kamin stößt Rauch aus, ein Zeichen dafür, dass es darinnen mollig warm sein muss. Sie spüren ihre Erschöpfung überdeutlich.

Sie nähern sich dem Haus, erreichen die Tür und wagen es anzuklopfen. Jemand öffnet Ihnen freundlich, aber bestimmt. Sie treten in eine Stube. Man bietet Ihnen einen Platz an. Die Wärme ist wohltuend und allmählich entspannt sich Ihr Körper. Sie blicken in erwartungsvolle Gesichter und sehen „auf dem Tische Brot und Wein“. Was könnte es in einem solchen Moment Besseres geben? Das ist mehr als Gastfreundschaft. Es ist Gemütlichkeit und ein Zeichen von Gemeinschaft. Heimat und Geborgenheit müssen genau so schmecken.

Georg Trakl (1887–1914), dessen herausragende Stellung als Dichter bis heute anerkannt ist, war drogenabhängig, litt unter Depressionen und Angstzuständen. Durch seine Freundschaft mit dem Dichter und Herausgeber Ludwig von Ficker konnte er in dessen Zeitschrift *Der Brenner* regelmäßig seine Gedichte veröffentlichen. Sein Gedicht „Ein Winterabend“ aus seinem ersten Gedichtband *Gedichte* (1913) fängt eine eigentümliche Winterstimmung ein, die dem Verlorenen oder Suchenden, dem Wanderer, Hoffnung gibt. Hoffnung worauf? Auf ein Zuhause und auf Menschen, die ihn verstehen und ihm beistehen:

Wenn der Schnee ans Fenster fällt,
Lang die Abendglocke läutet,
Vielen ist der Tisch bereitet
Und das Haus ist wohlbestellt.

Mancher auf der Wanderschaft
Kommt ans Tor auf dunklen Pfaden.
Golden blüht der Baum der Gnaden
Aus der Erde kühlem Saft.

Wanderer tritt still herein;
Schmerz versteinerte die Schwelle.
Da erglänzt in reiner Helle
Auf dem Tische Brot und Wein.

Wenn die Abendglocke lange läutet, könnte es auch die Totenglocke sein, aber der Tisch ist „bereit“ und das Haus „wohlbestellt“, ein Symbol des Lebendigen, das religiöse Züge trägt. Der Wanderer findet hier seinen Platz. Er kann einkehren, sich an den Tisch setzen und Brot und Wein zur Stärkung zu sich nehmen. Brot und Wein sind die Grundbestandteile des christlichen Abendmahls. Die Brotreichung und das Trinken des Messweines bleiben bei Trakl aus, aber die Voraussetzungen sind gegeben und damit die Aufnahme (Kommunion) des Einsamen in die Gemeinsamkeit.

> Und er nahm Brot, sprach das Dankgebet, brach das Brot und reichte es ihnen mit den Worten: Das ist mein Leib, der für euch hingegeben wird. Tut dies zu meinem Gedächtnis! Eben-

> so nahm er nach dem Mahl den Kelch und sagte: Dieser Kelch ist der Neue Bund in meinem Blut, das für euch vergossen wird. (Lukas 22, 19–20; Einheitsübersetzung)

In Trakls Gedicht kümmert sich die Gemeinschaft um den heimatlosen Wanderer. Niemand geht verloren. Jeder findet seinen Platz, auch wenn es bis zum „Abend" des Lebens dauert. Voraussetzung ist Offenheit und die Bereitschaft, sich auf den Weg zu machen.

Geborgenheit aus der Natur

Die Einkehr des Wanderers ist eine Rückkehr zur Gemeinschaft und zur Sozialisation. Auch die Möglichkeit der Verbindung oder Annäherung und Wiedervereinigung steht im Vordergrund. Bei Trakl spielt die *Kommunion* als gemeinschaftsstiftendes Element eine Rolle, bei Ina Seidel (1885–1974) – Trägerin des Bundesverdienstkreuzes, weithin anerkannte Schriftstellerin und Dichterin, die während des NS-Regimes eine eher obskure Rolle spielte – hingegen sind es eher persönliche Begegnungen. Das folgende Gedicht „Der Ahorn" stammt aus ihrer Feder:

> Ich werde den Ahorn wiederfinden.
> Einmal am Ende der Tage
> wird es sein, daß ich zu ihm sage:
> Ahorn, wo warst du so lang?
>
> Er ist alt und selig geworden,
> er nimmt mich in seine Äste,
> er wiegt mich im herbstlichen Neste:
> Kind, wo warst du so lang?

Abschied und Wiedersehen mit einem Ahorn sind das Thema des Gedichts. In der Volksmythologie sollen die Zweige des Ahorns vor Hexen schützen. Seine Blätter, in Wasser gekocht, gelten als wundheilend. Der Ahorn ist in Europa, Asien, Teilen Afrikas und Nordamerikas weit verbreitet, darunter auch in Kanada, das ein Ahornblatt als Wappenfigur auf der Landesflagge trägt.

Der Ahorn der Kindheit scheint entschwunden zu sein, wird aber im späteren Erwachsenenalter wiedergefunden. Auf die Frage des Erwachsenen, wo er gewesen sei, antwortet der Ahorn mit der Gegenfrage, wo er denn gewesen wäre. Der Ahorn ist altersweise geworden und das Kind, das ihn einst umarmte, gealtert. Beide haben sich wiedergefunden und fühlen sich im jeweils anderen.

Einen Baum zu umarmen ist etwas für Esoteriker, Weltfremde, Spinner ... oder für alle, die in der Natur einen Teil von sich selbst sehen. Seit Jahrhunderten wird die Natur personifiziert, als könne sie zuhören, Rat geben oder beschützen. Man spricht von Mutter Natur, nicht von einer Ansammlung an Mineralien, Pflanzen und Tieren mit der Absicht, eine Biosphäre zu bilden, deren Überleben durch den Stoffwechsel ermöglicht wird. Die Tiere erhalten Namen wie Meister Petz, Reineke Fuchs, Isegrim oder Meister Lampe. Jeder kennt Bambi, das Rehkitz, das ohne Mutter aufwachsen muss und im Walt-Disney-Film zu Tränen rührte. Der gestiefelte Kater, der seinem Herrchen eine reiche Zukunft ermöglichte, oder die vier Bremer Stadtmusikanten, die trotz ihrer Aussonderung aus dem Kosten-Nutzen-Plan ihren Weg finden, sie alle sind Beispiele für die Vermenschlichung von Tier und Natur. Bäume sind spätestens seit der Romantik, der ökologischen Bewegung zu Beginn des 20. Jahrhunderts und J. R. R. Tolkiens *Herr der Ringe* ein fester Bestandteil des menschlichen Bewusstseins.

Es ist längst nicht mehr abwegig, einen Baum zu umarmen, eine Beziehung zu einem Baum oder zu anderen Pflanzen zu haben. Dass die Dichterin dem Ahorn ihre Stimme leiht, um zu zeigen, dass die Natur vermisst werden kann, zeigt, wie die Verbundenheit über das Menschsein hinaus wirkt. Es geht um das „Ende der Tage", den Tod, wenn sich das lyrische Ich mit dem Baum verbindet, sich in ihm aufgehoben fühlt und so dem Tod ruhiger und gefasster entgegensehen kann. Miteinander (6) meint Geborgenheit, eine Geborgenheit, die im Leben beginnt und über das Leben hinausreicht.

Stefan George (1868–1933), Dichter und Begründer des George-Kreises, dem u. a. Karl Wolfskehl, Ludwig Klages, Max Kommerell, Hugo von Hofmannsthal sowie der Hitler-Attentäter Claus von Stauffenberg angehörten, wurde zum Propheten für ein Neues Reich. Seine Bedeutung als Dichter ist unumstritten, als Mentor, Mensch und Vorbild hingegen gibt es Kritik an ihm. Eigentümlich war seine konsequente Kleinschreibung der Worte. Möglicherweise sah er darin eine am Jugendstil orientierte Ästhetik verwirklicht. Nur Versanfänge und Namen sind großgeschrieben. Eine Besonderheit sind das Hochkomma und der Hochpunkt oder die fremdartigen Anführungszeichen. George entwickelte auch seine eigene Schriftart.

In seinem 1897 erschienenen Gedichtband *Das Jahr der Seele* findet sich das Gedicht „Komm in den totgesagten park". Es entstand 1895 und beschreibt die Natur vor ihrem Winterschlaf:

Komm in den totgesagten park und schau:
Der schimmer ferner lächelnder gestade
Der reinen wolken unverhofftes blau
Erhellt die weiher und die bunten pfade

Dort nimm das tiefe gelb · das weiche grau
Von birken und von buchs · der wind ist lau ·
Die späten rosen welkten noch nicht ganz ·
Erlese küsse sie und flicht den kranz ·

> Vergiss auch diese letzen astern nicht ·
> Den purpur um die ranken wilder reben
> Und auch was übrig blieb von grünem leben
> Verwinde leicht im herbstlichen gesicht.

Obwohl der Park tot ist, gibt es ein Herbstlicht, das die Pflanzen, Wege und Teiche lebendig erscheinen lässt. Auch die letzten Rosen sind noch nicht verblüht, Birke und Buchsbaum zeigen noch warme Farbtöne. Nicht zu vergessen die letzten Astern und das überschwängliche Purpur des wilden Weins. Der fortschreitende Herbst, der noch mehr Grün mit sich fortnehmen wird, hat noch nicht obsiegt. Es wird ihm aber leicht fallen, das grünende Leben im Park nach und nach einzusammeln. Der Dichter weiß das, ihm ist der Herbstpark kein „totgesagter“, sondern nur ein alternder Park. Licht und Farben blenden nicht mehr und die Wärme ist einladend lau geworden. In seiner Schau kann ihnen der Dichter späte Naturschönheit abgewinnen. Noch ist genug Zeit für einen aus welkenden Rosen geflochtenen Kranz und mit dem immergrün bleibenden Rest der Pflanzenwelt lässt sich die herbstliche Schau ganz leicht überwinden und verarbeiten.

Das Miteinander (6) als Resilienzfaktor zeigt hier wie im Gedicht *Der Ahorn* ein über die verstrichene Lebenszeit Hinausweisendes und wird zu so etwas, wie echte Heimat. Die Gegenwart zwischen Immanenz (Leben) und Transzendenz (Sterben) weicht einem ästhetisch geprägten Miteinander (6).

Zeitloser Ort

Else Lasker-Schülers Gedicht „Versöhnung“ erschien am 4. August 1910 im ersten Jahrgang der Zeitschrift *Der Sturm*, herausgegeben von Herwarth Walden, Else Lasker-Schülers zweitem Ehemann. Darin werden zwei Themen auf verschlüsselte Weise miteinander verwoben: die Liebe zu Gott und die Liebe zu einem Menschen. Das Ziel ist Vergebung und Versöhnung.

Es wird ein großer Stern in meinen Schoß fallen ...
Wir wollen wachen die Nacht,
In den Sprachen beten,
Die wie Harfen eingeschnitten sind.
Wir wollen uns versöhnen die Nacht –
So viel Gott strömt über.
Kinder sind unsere Herzen,
Die möchten ruhen müdesüß.
Und unsere Lippen wollen sich küssen,
Was zagst du?
Grenzt nicht mein Herz an deins –
Immer färbt dein Blut meine Wangen rot.
Wir wollen uns versöhnen die Nacht,
Wenn wir uns herzen, sterben wir nicht.
Es wird ein großer Stern in meinen Schoß fallen.

Lasker-Schüler will hier nicht „Meinwärts" fliehen, wie in ihrem ersten Gedicht „Weltflucht". Das Thema ist die *Versöhnung*, ein weiteres Wort für Miteinander (6). Ohne Gemeinsames kann es keine Trennung geben. Die zwischenmenschliche Versöhnung findet aber letztlich in Gott statt. Aufgrund ihrer Herkunft ist Jom Kippur, der jüdische Versöhnungstag, ein zentrales Thema für sie. Jom Kippur ist der Höhepunkt der Hohen Feiertage zu Beginn des jüdischen Jahres. Er geht zurück auf das babylonische Exil, wohin die Israeliten fliehen mussten. In Levitikus, dem dritten Buch Mose, heißt es: „Am zehnten Tage des siebenten Monats sollt ihr fasten und keine Arbeit tun [...] Denn an diesem Tage geschieht eure Entsühnung, dass ihr gereinigt werdet; von allen euren Sünden werdet ihr gereinigt vor dem Herrn." Die Nacht, in der nicht geschlafen werden soll, soll dem Lernen dienen und der Annäherung an Gott: „Wir wollen uns versöhnen die Nacht – / So viel Gott strömt über."

Die Dichterin überträgt die Liebe zu Gott auf die Liebe zu einem Menschen: „Wir wollen uns versöhnen die Nacht, / Wenn wir uns herzen, sterben wir nicht". Wenn die Gemeinsamkeit zweier Liebender die Dunkelheit überdauert, wie kann sie dann getrennt werden? Nicht durch die Welt, nicht durch das Schicksal, nicht durch die Umstände. Die „Versöhnung" bezieht sich auf die gesamte Welt, auf Gott und die Menschen. So soll das lyrische Ich in sich selbst geborgen sein, weil es sich an die Gemeinschaft erinnert.

Das Gedicht erinnert an die jüdische Tradition und die hebräischen Buchstaben, die „wie Harfen eingeschnitten" sind. Doch Versöhnung ist nicht nur an einem Tag, sondern an jedem Tag möglich. Der große Stern, der dem lyrischen Ich in den Schoß fällt, ist kein Meteorit, sondern ein Symbol für die Transzendenz, die sich immanent zeigt. Beide Welten, die himmlische und die irdische, verbinden sich, und der Mensch vereint sich in Gott. Die Menschen werden sich ihrer Gemeinschaft bewusst. Dunkle Verse der Dichterin, die doch ein Thema haben: *Gemeinschaft*. Gastfreundschaft und Geborgenheit sind Eigenschaften, die für jeden einzelnen Tag gelten, der den Grundsatz eines Zusammenlebens in freiwilliger und einvernehmlicher Bindung verwirklicht wissen will.

Heimat ist kein Ort und keine Zeit, sondern ein zeitloser Ort der Vertrautheit, weil der Mensch nicht aus der Zerrissenheit kommt, sondern aus dem Einen. Dieses Eine kann in der Gemeinschaft immer wieder neu erlebt werden. Das mag auch ein Grund dafür sein, dass sich viele Menschen immer wieder treffen oder dass es Veranstaltungen gibt, zu denen mehrere tausend Besucher kommen. Menschen legen Wert auf das gemeinsame Erleben einer gewissen Stimmung. Leicht kann diese Stimmung kippen, aber sie kann auch Versöhnung und Ergriffenheit hervorrufen.

Die Nachtlager

Ich höre, dass in New York
An der Ecke der 26. Straße und des Broadway
Während der Wintermonate jeden Abend ein Mann steht
Und den Obdachlosen, die sich ansammeln
Durch Bitten an Vorübergehende ein Nachtlager verschafft.
Die Welt wird dadurch nicht anders
Die Beziehungen zwischen den Menschen bessern sich nicht
Das Zeitalter der Ausbeutung wird dadurch nicht verkürzt
Aber einige Männer haben ein Nachtlager
Der Wind wird von ihnen eine Nacht lang abgehalten
Der ihnen zugedachte Schnee fällt auf die Straße.

Leg das Buch nicht nieder, der du das liesest, Mensch.
Einige Menschen haben ein Nachtlager
Der Wind wird von ihnen eine Nacht lang abgehalten
Der ihnen zugedachte Schnee fällt auf die Straße
Aber die Welt wird dadurch nicht anders
Die Beziehungen zwischen den Menschen bessern sich
dadurch nicht
[...]

„Leg das Buch nicht nieder, der du das liesest, Mensch", so der Appell von Bert Brecht im Gedicht *Die Nachtlager* aus dem Jahre 1930. Brecht scheint zu resignieren. Führen die Tätigkeit des Lesens und die Tätigkeit, Menschen ein Nachtlager zu verschaffen, gleichermaßen zu keinem Ergebnis? Das lyrische Ich stellt beides nebeneinander, und beides führt ins Leere. Gemessen am Ideal einer kommunistischen Weltanschauung müssen „alle" erlöst werden. Also müssen „alle" Obdachlosen einen Schlafplatz bekommen. Daran gemessen ändert das Lesen des Buches ebenso wenig wie das Nichtlesen: „Aber die Welt wird dadurch nicht anders /

Die Beziehungen zwischen den Menschen bessern sich dadurch nicht“. Es ist die Sehnsucht des lyrischen Ichs, dass das Miteinander die Lösung sein wird. Die Idee der allgemeinen Weltverbesserung, die nur durch ein allgemeines Miteinander geschehen kann und alle einschließen muss, wird spürbar in ihr Gegenteil verkehrt. Es geht um ein wärmendes Miteinander und nicht um kühle Herzlosigkeit.

Die Kontraste könnten kaum größer sein. Auf der einen Seite die wohlhabende amerikanische Kapitalismuskultur mit Quadratmeterpreisen für Wohnungen, von denen mehrere Menschen jahrelang leben könnten, auf der anderen Seite Menschen, die im Winter keinen Platz zum Schlafen finden und auf der Straße betteln müssen. Wohin führt das? Zu einer Kultur der „Einigen“: „Einige Menschen haben ein Nachlager“.

Steckt nicht damals wie heute der Gedanke dahinter, dass jeder „seines Glückes Schmied“ ist? Gilt es nicht, den Staat auf ein Minimum zu reduzieren, damit Unternehmer endlich Unternehmer sein können? Ist nicht die Prophetin einer neuen Finanzordnung, die aus Russland geflohene Ayn Rand (1905–1982), zum Maßstab der Ökonomie geworden? Der Unternehmer gibt, vergibt oder verweigert und kontrolliert. Es ist seine Entscheidung. Die Anderen haben auch die Hoffnung auf Wohlstand, wenn sie sich anstrengen, ihre Chancen nutzen und fleißig sind ... so lautet das Credo des Kapitalismus. Aber wie realistisch ist das?

Von Ayn Rand wird gesagt, dass sie den Staat und jedes Kollektiv verabscheute. Sie gilt als eine Verfechterin des Objektivismus, d. h. des Materialismus und plädierte für einen radikalen Egoismus und Individualismus, der aber für alle gut sei. Wie Adam Smith (1723–1790) in *Der Wohlstand der Nationen* schreibt, soll der Staat eine „unsichtbare Hand“ sein und demnach, populär ausgedrückt, der Egoismus des Einzelnen das Gemeinwohl bestimmen. Für Adam Smith sei dies aber nur deshalb möglich, weil der Einzelne ethisch handelt und durch seinen

„Egoismus“ in der Lage ist, die Gemeinschaft zu fördern. Er hat mehr und kann geben. So schreibt Smith: „Man mag den Menschen für noch so egoistisch halten, es liegen doch offenbar gewisse Prinzipien in seiner Natur, die ihn dazu bestimmen, an dem Schicksal anderer teilzunehmen.“

Resilienz des Miteinander

Der „unbehauste Mensch“, der einsame Mensch, der, der allein ist, ihm fehlt es an Gemeinschaft, um wirklich Mensch zu sein. Und auch wenn der Unternehmer glaubt, von niemandem abhängig zu sein und zeitlebens tätig ist, wird er Phasen haben, in denen er die Gemeinschaft und ihre Hilfe braucht. Ein ehrliches Wort ist unbezahlbar. Eine aufrichtige Geste ist mit Geld nicht aufzuwiegen. Wahre Freude ist nicht käuflich.

Wenn die Zahlen stimmen, besitzen 1,1 Prozent der Weltbevölkerung rund 45,8 Prozent des Weltvermögens. Was ist Ungerechtigkeit vor dem Hintergrund von Gemeinschaft und dem Ideal des Miteinander?

Brecht schreibt in der letzten Strophe seines Gedichtes darüber, dass Menschen ein Nachtlager haben können, aber die Welt dadurch nicht verändert wird.

> Einige Menschen haben ein Nachtlager
> Der Wind wird von ihnen eine Nacht lang abgehalten
> Der ihnen zugedachte Schnee fällt auf die Straße
> Aber die Welt wird dadurch nicht anders
> Die Beziehungen zwischen den Menschen bessern sich
> dadurch nicht
> Das Zeitalter der Ausbeutung wird dadurch nicht verkürzt.

Der Kampf zwischen der Ansicht, dass der Einzelne für sich selbst verantwortlich ist und keine Hilfe und Unterstützung durch die Gemeinschaft benötigt, und der Ansicht, dass eine Gemeinschaft nur funktionieren kann, wenn sich alle integrieren, ist ein bleibender Kampf.

Wenn etwas weggenommen wird, wird es als Diebstahl empfunden. Wenn ich etwas verdiene und Steuern zahle, aber den Eindruck habe, dass sie nicht „richtig" verwendet werden, empfinde ich das auch als Diebstahl. Die Frage stellt sich, ob ich wirklich alle politischen Zusammenhänge überblicke und ob ich in der Lage bin, komplexe wirtschaftliche Zusammenhänge zu begreifen. Der nächste Schritt wäre, zu versuchen, mein Wissen einzubringen und politisch anzuwenden, d. h. „ tätig" zu werden, anstatt nur darüber zu reden. Die Demokratie bietet viele Möglichkeiten, sich zu beteiligen. Aber auch dafür brauche ich eine Gemeinschaft.

Selbst wenn man der allgemeinen Polemik Glauben schenken möchte, dass selbst Experten nicht unfehlbar sind – welcher Experte hat das gesagt? –, so bleibt dennoch eine gewisse Offenheit, denn jeder Experte ist bereit, sich stärkeren Argumenten zu öffnen und seine Meinung zu revidieren. Ideologen tun dies nicht. Sie sind im Besitz der Wahrheit. Für sie ist eine Nacht eine Nacht zu viel. Solches Denken zerstört den Weg zu einem gemeinsamen Lebensraum für alle Menschen in vertrauter Sicherheit. Das Miteinander (6) ist keine Einbahnstraße. Eine Nacht ist keine Nacht. Ethisches Verhalten ist nicht auf die Zeit beschränkt.

Zur Resilienzstrategie des Miteinander (6) gehört neben der Gastfreundschaft auch ein Gefühl der Geborgenheit. Ich kann mich zu Hause, in meinem Heimatland oder in der Gemeinschaft geborgen fühlen. Dadurch stellt sich Vertrautheit ein, die eine Ergänzung zum Miteinander darstellt. Das Miteinander (6) schließt mich und die anderen ein. Erst das Zusammen ist ein Miteinander. In diesem Sinne sind Gedichte poetische Wegweiser zu dem, was möglich ist, um das Miteinander aktiv zu gestalten (6) und dies als Strategie zu kultivieren, um die Welt gemeinschaftlich zu gestalten.

Septembermorgen

Im Nebel ruhet noch die Welt
Noch träumen Wald und Wiesen:
Bald siehst du, wenn der Schleier fällt,
Den blauen Himmel unverstellt,
Herbstkräftig die gedämpfte Welt
In warmem Golde fließen.

Eduard Mörike

Verklärter Herbst

Gewaltig endet so das Jahr
Mit goldnem Wein und Frucht der Gärten.
Rund schweigen Wälder wunderbar
Und sind des Einsamen Gefährten.

Da sagt der Landmann: Es ist gut.
Ihr Abendglocken lang und leise
Gebt noch zum Ende frohen Mut.
Ein Vogelzug grüßt auf der Reise.

Es ist der Liebe milde Zeit.
Im Kahn den blauen Fluss hinunter
Wie schön sich Bild an Bildchen reiht –
Das geht in Ruh und Schweigen unter.

Georg Trakl

Ein Plädoyer für die Dichtkunst

Adalbert Stifter (1805–1868) hat in seinem Roman *Der Nachsommer* folgendes über die Dichtkunst geschrieben:

> „Ich habe diese Bücher gesammelt“, sagte er, „nicht als ob ich sie alle verstände; denn von manchen ist mir die Sprache vollkommen fremd; aber ich habe im Verlaufe meines Lebens gelernt, daß die Dichter, wenn sie es im rechten Sinne sind, zu den größten Wohltätern der Menschheit zu rechnen sind. Sie sind die Priester des Schönen und vermitteln als solche bei dem steten Wechsel der Ansichten über Welt, über Menschenbestimmung, über Menschenschicksal und selbst über göttliche Dinge das ewig Dauernde in uns und das allzeit Beglückende. Sie geben es uns im Gewande des Reizes, der nicht altert, der sich einfach hinstellt und nicht richten und verurteilen will. Und wenn auch alle Künste dieses Göttliche in der holden Gestalt bringen, so sind sie an einen Stoff gebunden, der diese Gestalt vermitteln muß: die Musik an den Ton und Klang, die Malerei an die Linien und die Farbe, die Bildnerkunst an den Stein, das Metall und dergleichen, die Baukunst an die großen Massen irdischer Bestandteile, sie müssen mehr oder minder mit diesem Stoffe ringen; nur die Dichtkunst hat beinahe gar keinen Stoff mehr, ihr Stoff ist der Gedanke in seiner weitesten Bedeutung, das Wort ist nicht der Stoff, es ist nur der Träger des Gedankens, wie etwa die Luft den Klang an unser Ohr führt. Die Dichtkunst ist daher die reinste und höchste unter den Künsten. Da ich nun meine, daß es so ist, wie ich sage, so habe ich die Männer, welche die Stimme der Zeiten als große in der Kunst des Dichtens bezeichnete, hier

zusammengestellt. Ich habe Dichter in fremden Sprachen, die ich nicht verstand, dazu getan, wenn ich nur wußte, daß sie in der Geschichte ihres Volkes vorzüglich genannt werden, und wenn ich von einem Fachmanne das Zeugnis hatte, daß ich in dem Buche den Dichter besitze, den ich meine. Sie mögen unverstanden hier stehen oder es mag wohl einer oder der andere in diesen Saal kommen, der manchen versteht und liest. Ich habe wohl auch solche Bücher hieher gestellt, die mir gefallen, das Urteil der Zeit mag anders lauten oder erst festzustellen sein. In diesen Büchern habe ich viel Glück gefunden und in dem Alter fast noch mehr als in der Jugend. Wenn auch die Jugend die Worte aus einem goldenen Munde mit einem Sturme und mit Entzücken aufnimmt, wenn sie auch dieselben mit einer Art Schwärmerei und mit Sehnsucht in dem Busen trägt, so ist es doch fast stets mehr die Wärme des eigenen Gefühles, die sie empfindet, als daß sie die fremde Weisheit und Größe in ein besonnenes, betrachtendes, abwägendes Herz aufnehmen könnte. Ihr seid selber jung, und die Tiefe und Innigkeit der Dichtung mag euch fördern und euer Herz jedem künftigen Großen öffnen, wie die reine Dichtkunst das immer an der Jugend tut; aber ihr werdet selber einmal sehen, um wie viel milder und klarer die verglühende Sonne des Alters in die Größe eines fremden Geistes leuchtet als die feurige Morgensonne der Jugend, die alles mit ihrem Glanze färbt, so wie es eine Tatsache ist, daß die innige, wahre und treue Liebe der alternden Gattin fester und dauernder beglückt als die lodernde Leidenschaft der jungen, schönen, schimmernden Braut. Die Jugend sieht in der Dichtung die eigene Unbegrenztheit und Unendlichkeit der Zukunft, diese verhüllt die Mängel und ersetzt das Abgängige. Sie dichtet in das Kunstwerk, was im eignen Herzen lebt. Daher kömmt die Erscheinung, daß Werke von bedeutend verschiedener Geltung die Jugend auf gleiche Art entzücken können, und daß Erzeugnisse höchster

Größe, wenn sie keine Wiederspieglung der Jugendblüte sind, nicht erfaßt werden können. In dem Alter werden selbst solche Glanzstellen der Jugend, die schon sehr ferne liegen, wie etwa die Sehnsucht der ersten Liebe mit ihrer Dunkelheit und Grenzenlosigkeit, oder wie die holde und berauschende Seligkeit der Gegenliebe, oder die Träume künftiger Taten und künftiger Größe, der Blick in ein unendliches, erst kommendes Leben, oder wie das erste Stammeln in irgend einer Kunst, von dem Greise in dem sanften Spiegel seiner Erinnerung beglückender aufgefaßt als von dem Jünglinge, der sie in dem Brausen seines Lebens überhört, und an der grauen Wimper mag manche beseligendere und mitunter schmerzlichere Träne hängen als der feurige Funke, der in überwältigender Empfindung aus dem Auge des Jünglings springt und keine Spur hinterläßt. Ich lese jetzt selten mehr die größten Geister im Zusammenhange – mit kleineren tue ich es wohl, weil sie in einzelnen Stellen minder bedeutend sind –, aber ich lese immer in ihnen und werde wohl bis zu meinem Lebensende in ihnen lesen. Sie begleiten mich mit ihren Gedanken wie mit großen Erquickungen durch den Rest meines Lebens und werden mir wohl, wie ich ahne, an der dunkeln Pforte Kränze aufhängen, als wären sie von meinen eigenen Rosen geflochten. [...] Wenn ich je einige Weisheit gelernt habe, so habe ich sie nicht aus den eigentlichsten Weisheitsbüchern, am wenigsten aus den neuen – jetzt lese ich gar keine mehr – gelernt, sondern ich habe sie aus Dichtern genommen oder aus der Geschichte, die mir am Ende wie die gegenständlichste Dichtung vorkömmt."

* * *

Viele Jahrhunderte lang wurde der Dichter als eine Art Priester angesehen, als jemand, der mit dem „Göttlichen" in Verbindung steht. Der Priester-Dichter gibt dem Leben die Weihe. Möglicherweise werden deshalb viele Verse wie Gebete betrachtet, die den

Menschen in Berührung mit der Transzendenz bringen, mit dem Dichter als Medium oder Mittler, der zugleich Wegbereiter und Impulsgeber ist. Die Priesterdichter sind nicht nur für die Schönheit zuständig, sie verkünden in lyrischer Sprache die Bestimmung und das Schicksal des Menschen. Das Göttliche, das Irdische, das Zwischenmenschliche, die Natur, das Ewige und das Zeitlose sind ihre Themen. Der Dichter im Sinne eines „Wohltäters der Menschheit", der Auskunft geben kann über das Schicksal und die Bestimmung des Menschen. Solche Priester-Dichter wissen um das Ewige und die „göttlichen Dinge". Stifter stuft die Dichtkunst wohl auch deshalb als die „reinste und höchste unter den Künsten" ein.

Adalbert Stifters Text ist nicht nur eine Lobeshymne auf die Dichtkunst, sondern teilt Grundlegendes über das Verhältnis von Literatur und Leben mit. Dichtung ist zu einem modernen Weisheitsbuch geworden. In ihm zu lesen heißt, über die verborgenen und tiefen Wahrheiten zu lesen: „Wenn ich je einige Weisheit gelernt habe, so habe ich sie nicht aus den eigentlichsten Weisheitsbüchern, am wenigsten aus den neuen [...] gelernt, sondern ich habe sie aus Dichtern genommen oder aus der Geschichte, die mir am Ende wie die gegenständlichste Dichtung vorkömmt."

Poesie kann ein Helfer sein, ein Träger von Weisheit und ein Ratgeber für eine Zukunft, in der Menschen sich in Resilienz üben. Wenn Adalbert Stifter seine Überlegungen zur Dichtkunst mitteilt und diese als Aspekte der Resilienz interpretiert werden, stellt sich die Frage, auf welches Ziel hin dies geschehen kann.

Resilienz beruht im Wesentlichen auf einer als defizitär empfundenen Lebenssituation. Die Widrigkeiten des Lebens sind eine Belastung und das Gefühl, sich in einer ausweglosen Situation zu befinden, verstärkt diese. Die Unzufriedenheit mit sich selbst, dem eigenen Leben und der Umwelt wirkt bedrückend. Um wieder ein ausgeglichenes Leben führen zu können, ist eine positive Anpassung erforderlich. Hier können Kunst, Literatur und Poesie auf verschiedene Weise helfen. Zum einen kann die Poesie auf uns eine empathisierende Wirkung haben: Ich sehe, dass es anderen genauso ergeht wie mir. Wenn ich erlebe, dass es vielen Menschen so geht wie mir, erfahre ich Gefühle von Verbundenheit, Hilfe und Trost. Die Poesie hat zweifellos eine suggestive Wirkung. Ich fühle mich verstanden und bin nicht mehr allein meinem Schicksal ausgeliefert.

Am Ende dieses Prozesses soll nicht nur die Unzufriedenheit gemildert werden, sondern auch ein Glücksgefühl eintreten, wie bei Stifter, der über seine Sammlung an Dichtkunst glücklich ist. Sie erfüllt sein Leben mit einem tieferen Sinn.

Abschließendes zu Poesie und Resilienz

> Alles ist Ufer. Ewig ruft das Meer.
>
> Gottfried Benn

Was ein Gedicht ist

Ein Gedicht ist ein *Verstext*. Verse sind die Zeilen eines Gedichts. Besteht das Gedicht aus mehreren Versen, spricht man von Strophen. Ein Gedicht besteht aus Versen und Strophen und den Räumen dazwischen, den Leerstellen, die mit Sinn zu füllen sind.

In der Regel wird zwischen Poesie, Lyrik oder Gedicht unterschieden, obwohl die Unterschiede nur minimal sind.[12] Das Gedicht gehört als Gattungsbegriff zur Lyrik. Lyrik leitet sich vom griechischen „lyra" ab, was Leier bedeutet. Die Lyra begleitet den Gesang. Lieder, die zur Lyra gesungen werden, sind gereimt und in Versen verfasst, entweder Liebeslieder oder Lieder über Heldentaten. Mit Lyrik verbinden wir Leidenschaft, Empfindungen und Gefühle. Poesie leitet sich vom griechischen „poiein" ab, was *machen* bedeutet. Nach Gero von Wilpert bedeutet Poesie – und damit schließt sich der Kreis: *Dichtung*.

Gedichte zeigen eine erstaunliche Vielfalt. Bereits in der Barockzeit finden wir Figurengedichte, die die Moderne erahnen lassen und Inhalt und Form miteinander kombinieren, wie dieses von Catharina Regina von Greiffenberg (1633–1694):

12 Gattungsunterscheidungen sind für Resilienzaspekte wenig aussagekräftig, für literarische und literaturwissenschaftliche Fragestellungen jedoch wichtig. Zudem ist sich die Forschung nicht einig, was ein Gedicht ist. Dennoch können wir uns die Begriffe näher ansehen, um ansatzweise zu zeigen, was ein Gedicht ausmacht. Ich folge hier: Wilpert, Gero von: *Sachwörterbuch der Literatur*. Stuttgart 1979; Burdorf, Dieter et.al.: *Metzler Lexikon Literatur. Begriffe und Definitionen*. Stuttgart 2007.

Oder das von Roger de La Fresnaye (1885–1925):

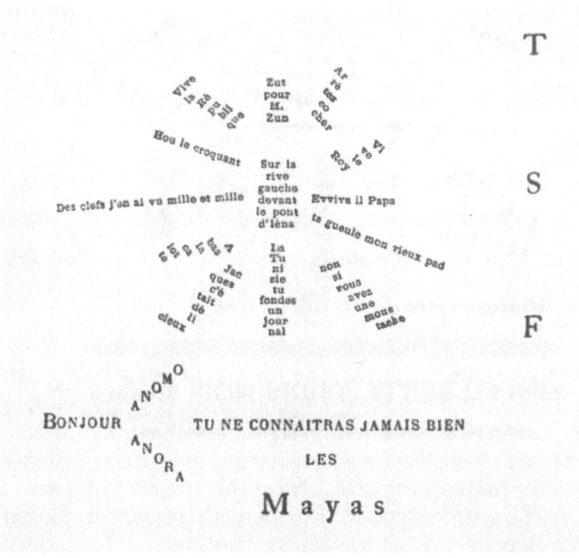

Oder das Figurengedicht von Christian Morgenstern (1871–1914):

Die Trichter

Zwei Trichter wandeln durch die Nacht.
Durch ihres Rumpfs verengten Schacht
fließt weißes Mondlicht
still und heiter
auf ihren
Waldweg
u. s.
w.

Versteht man unter *Gedicht* einen „Text“ in Versform, dann wird diese Praxis in der Moderne – im Grunde bereits im 17. Jahrhundert – unterlaufen durch eine Freiheit der Form, eine figürliche Anordnung der Verse oder eine assoziative Wortwahl, die allesamt kein strenges Versmaß mehr benötigen.

Überblickt man die Gedichte der letzten 2500 Jahre, so lässt sich weder ein einheitlicher Gattungsbegriff der Lyrik oder Poesie noch ein einheitliches Reimschema, Versmaß, Metrik oder Inhalt ableiten. Im Laufe der Jahrhunderte dominiert die Vielfalt. Schon eines der ersten Heldengedichte: „Hildebrand und Hadubrand“ aus dem 8./9. Jahrhundert ist Poesie und zugleich eine frühe Form des Epos. Es entstand um 770/80 und wurde vermutlich um 830 in einer bairisch-angelsächsischen Mischsprache in stabreimenden Langzeilen niedergeschrieben. Stabreim bedeutet, dass die am stärksten betonten Wörter eines Verses (gleiche Anfangslaute) hervorgehoben bzw. betont werden.

Linke Seite oben: https://upload.wikimedia.org/wikipedia/commons/2/27/Greiffenberg_Figurengedicht_Handschrift.png
Linke Seite unten: https://commons.wikimedia.org/wiki/Category:Calligrammes_(1917)?uselang=de#/media/File:Calligrammes_1917_(4757057 8).jpg

Der Text weist Lücken auf und erzählt die Geschichte von Vater und Sohn, die sich auf dem Schlachtfeld als Kontrahenten gegenüberstehen. Hadubrand wird von seinem Vater Hildebrand im Zweikampf getötet.

Hier die ersten Verse des *Hildebrandliedes*. Achten wir dabei nicht auf die Endreime, denn der Akzent liegt, wie schon erwähnt, auf dem *Stabreim*, also auf der Hervorhebung eines Buchstabens, hier des „H". So heißt es: „**H**iltibrant enti **H**adubrant untar **h**eriun tuem" (Hildebrand und Hadubrand [stießen] mit ihren Heeren aufeinander"). Das ergibt einen einprägsamen, bedingt monotonen Gleichklang, da die Verse beim Lesen durch das stark betonende „h" und das den Vers abschließende „t" gegliedert werden. Die Gliederung in Anvers („**H**iltibrant enti **H**adubrant) und dem Abvers (untar **h**eriun tuem) ist erkennbar. Letzterer darf nur ein betontes „H" haben, also einen „Stab". Die betonten H's sind Stäbe, die den Reim bzw. das Versmaß tragen. Das „Heldenlied" lebt nicht vom Reim, sondern von den betonten Worten, die eine Versmelodie bilden.

Ich hörte berichten,
dass zwei Krieger, Hildebrand und Hadubrand,
zwischen ihren beiden Heeren, aufeinanderstießen.
Zwei Leute von gleichem Blut, Vater und Sohn, rückten da ihre Rüstung zurecht,
sie strafften ihre Panzerhemden und gürteten ihre Schwerter
über die Eisenringe, die Männer, als sie zu diesem Kampf ritten.

Ik gihorta dat seggen,
dat sih urhettun ænon muotin,
Hiltibrant enti Hadubrant untar heriun tuem.
sunufatarungo iro saro rihtun.
garutun se iro gudhamun, gurtun sih iro suert ana,
helidos, ubar hringa, do sie to dero hiltiu ritun.

Wenn von einem Reim die Rede ist und ein Gedicht gemeint wird, muss der Reim nicht immer am Ende eines Verses stehen. Er kann sich auch innerhalb des Verses befinden. Dies unterscheidet ein Gedicht von einem Epos oder Drama. Komplizierter wird es, wenn Werke des 18. Jahrhunderts (G. E. Lessings *Nathan der Weise*, 1779, Friedrich Schillers *Don Carlos,* 1787, Goethes *Hermann und Dorothea*, 1797) als „dramatisches Gedicht“ bezeichnet werden. Hier wird „Gedicht“ unabhängig von der Gattungsbezeichnung verwendet. Sind sie nun Gedichte oder Epen? Entscheidend dafür bleiben allein die Versform und die Absicht des Autors, etwas als „Gedicht“ zu deklarieren.

Das Gedicht wird später als subjektive Äußerung betrachtet, insbesondere bei Goethe und der Romantik. Hinzu kommen Erlebnis- und Landschaftsdichtungen. Weitere Gedichtformen sind: Epigramm, Ode, Elegie, Lied, Volkslied, Ballade, Sonett, Madrigal, Terzine, Sestine, Rondeau usw. Verse und Versmaß ermöglichen eine erhöhte Aufmerksamkeit auf ein Wort oder eine Zeile. Und: In einem Gedicht ist jedes einzelne Wort von Gewicht. In der Regel ist das bei einem Roman oder Epos nicht der Fall. Dazu kommen noch die Pausen am Ende der Verse, sofern es kein Enjambement (Zeilensprung) gibt. Pausen implizieren ein rhetorisches Atemholen und unterstreichen das Innehalten, die Achtsamkeit, die Bedeutsamkeit eines Verses. Die Syntax ist wichtig, weil jedes einzelne Wort wichtig ist. Deshalb verzichtet das Gedicht in der Regel auf schmückende Füllworte oder unnötige Ausdrücke. Jeder Vers, jede Rede oder jedes Wort illustriert eine Stimmung.

Wegdichten

Alter spielt beim Gedicht keine Rolle. Ein modernes Gedicht oder eines, das hunderte von Jahren alt ist, worin liegt der Unterschied? Schon im Mittelalter, also vor über 1000 Jahren, gab es tiefsinnige Verse wie die von Walter von der Vogelweide, einem der bekanntesten und bedeutendsten Minnedichter. Er soll von 1170–1230 gelebt haben, aus Niederösterreich stammen und in Würzburg gestorben sein. Über ihn ist wenig bekannt. Viele seiner Zeitgenossen, darunter Wolfram von Eschenbach als Verfasser des *Parzival*, haben ihn lobend erwähnt. Walter führte einen Dichterwettstreit mit Reimar von Hagenau (Reimar der Ältere), seinem ehemaligen Lehrer. Für seine Dichtungen erhielt Walter ein Lehen, also einen festen Besitz, der ihm ein regelmäßiges Einkommen garantierte: „Ich hân mîn lêhen [...]“, also: „Ich habe mein Lehen.“

Seine Art zu dichten war damals revolutionär. Etwas, das wir heute kaum noch nachvollziehen können. Aber er war es, der seinen Zuhörern das lyrische Ich näher brachte und den für den Minnesang grundlegenden gesitteten Abstand zwischen Minnesänger und Dame nicht immer einhielt. Noch heute kann er uns, wenn wir uns für seine Dichtung sensibilisieren, überraschende Einblicke in den Menschen und seine Gefühle, Befindlichkeiten, Ängste und Nöte geben. So wie es in diesem Gedicht zum Ausdruck kommt:

> Oweh, wohin sind alle meine Jahre entschwunden!
> Habe ich mein Leben geträumt oder ist es wahr?
> Was ich für wirklich gehalten habe, war das wirklich etwas?
> Dann habe ich wohl geschlafen und weiß nichts davon.
> Jetzt bin ich aufgewacht und mir ist unbekannt
> Was mir früher so bekannt war wie meine eigene Hand.
> [...]
> Die Leute und das Land, wo ich als Kind erzogen worden bin
> Sie sind mir fremd geworden, als ob sie erfunden seien.
> Die einst meine Gespielen waren, sind jetzt müd und alt.
> Bestellt ist das Feld, abgeholzt der Wald:
> [...]

Owê war sint verswunden alliu mîniu jâr!
ist mir mîn leben getroumet, oder ist ez wâr?
daz ich je wânde ez wære, was daz allez iht?
dar nâch hân ich geslâfen und enweiz es niht.
nû bin ich erwachet, und ist mir unbekant
daz mir hie vor was kündic als mîn ander hant.
[...]
liut unde lant, dârinne ich von kinde bin erzogen,
die sint mir worden frömde als ob ez sî gelogen.
die mîne gespilen wâren, die sint træge unt alt.
gereitet is daz velt, verhouwen ist der walt:
[...]

Walter von der Vogelweides Verse erzeugen eine bedrückende Stimmung. Durch das Alter verändert sich die Welt. Es scheint, als ob man plötzlich aufwacht und feststellen muss, dass vieles fremd geworden ist. Walter leiht dem unbestimmten Wandelprozess des Alterns eine Stimme.

Walter von der Vogelweide kann jedoch auch anders dichten, immerhin ist er Minnesänger. Minne bedeutet im weitesten Sinn eine verehrende Form der „Liebe“ als eine positive Zuwendung zur angebeteten Frau. Beim Minnesang wird vorausgesetzt, dass die Dame mit Minne überschüttet wird, allerdings ausschließlich mit Worten! Walter sah das in seinen Gedichten etwas anders.

Unter der Linde auf der Heide,
wo unser beider Lager war,
da könnt ihr finden schön gesammelt
beides, Blumen und Gras.
Vor dem Wald in einem Tal,
tandaradei,
sang schön die Nachtigall.

Ich kam gegangen zu der Aue,
mein Liebster war schon vor mir da.
Da wurde ich empfangen, edle Herrin,
dass ich für immer glücklich bin.
Ob er mich küsste? Wohl tausendmal,
tandaradei,
seht, wie rot mir ist der Mund!

Under der linden an der heide,
dâ unser zweier bette was,
dâ mugt ir vinden schône beide
gebrochen bluomen unde gras.
Vor dem walde in einem tal,
tandaradei,
schone sanc die nahtegal.

Ich kam gegangen zuo der ouwe,
dô was min friedel komen ê.
Dâ wart ich enpfangen, hêre frouwe,
daz ich bin saelic iemer mê.
Kûste er mich? wol tûsentstunt,
tandaradei,
seht wie rôt mir ist der munt!

Das Gedicht ist schlicht gehalten. Wir haben es im Original mit einem einfachen Endreim: *ab ab cdc* zu tun. In seiner Schlichtheit erinnert es an launige Hochzeitsgedichte oder sentimentale Liebesgedichte. Doch das Detail ist wichtig. Es geht gar nicht so sehr um ein Stelldichein, sondern darum, dass es diese Liebensacht überhaupt gibt.

Walter von der Vogelweide ist ein Minnesänger. Minnesänger schmachten die „here frouwe“ (die hohe Herrin) an, aber nicht mehr. Dann unterscheiden sie streng zwischen *frouwe*, also: adelige Dame oder Herrin; Frau oder *wîp*; unverheiratete Frau oder *maget*. Mit *frouwe* ist auch *Maria*, die Mutter Jesu, angesprochen, demnach sind viele Kirchen und Kathedralen „unsrer lieben frouwe“ geweiht.

Walter hat ein Tabu gebrochen, denn das Gedicht wird aus der Sicht einer Dienstmagd geschildert, die aber wie eine adelige Dame behandelt wird. Mit anderen Worten: Ein Minnegedicht darf von einer Edeldame handeln, aber nicht von einer Magd. Hinzu kommt, und hier verweise ich auf den weiteren Verlauf des Gedichts, dass sich das „Mädchen“ wohl mit einem höfischen Ritter trifft, der ihr die Attribute einer adeligen Dame anpreist. Er begrüßt sie mit „here frouwe“, was als Floskel verstanden werden kann, oder er bezeichnet sie tatsächlich als *edle Herrin*, was ein grober Verstoß gegen das ungeschriebene Gesetz des Minnesangs wäre. Das Gefälle des Standesunterschiedes: Minnesänger bzw. Ritter und „here frouwe“ (Herrin) muss auch in einem Gedicht gewahrt bleiben: Eine Frau von Adel ist eben keine Frau aus dem gemeinen Volk. Walter verstößt gegen ständisches Denken. Ihm geht es um die Frau, nicht um ihren Stand. Minnesänger, zumal in der Hohen Minne, sind sublimierte Sittenwächter. Sie haben *Frondienst* zu leisten, die adlige Dame zu besingen und zu loben, ihr aber weder körperlich noch dichterisch zu nahe zu kommen. Solche Forderungen werden in Walters scheinbar so naivem Gedicht unterlaufen.

Die Vorsilbe *fro(n)* kommt übrigens von Arbeit, wie bei *Frondient* (Dienst für den Herrn). Die Minnesänger sind also „Frauendiener“, womit das Wesentliche gesagt ist. Das heißt: Sie lobpreisen die *frouwe*, die adelige Dame, sie schmücken sie mit Worten, aber sie beschreiben nicht den Akt des Beisammenseins und schon gar nicht vollziehen sie ihn. Das ist das revolutionär Neue an diesem Gedicht. Wie bereits gesagt: damit hat Walter lyrisch eine Grenze überschritten. Gleichzeitig schlägt er aber auch eine

Brücke zu einem eher realistischen als ideellen Umgang mit dem anderen Geschlecht.

Der Minnesang zeigt, dass eine bewusst gehaltene Distanz des Verzichts mehr ist als eine erzwungene oder freiwillige Nähe. Dieses Denken hat sich bis in das 18. Jahrhundert erhalten.

Im Faust gibt es folgende Szene, die sich einen Rest mittelalterlichen Denkens bewahrt hat. Faust sieht Margarete, Gretchen, und spricht sie folgendermaßen an:

FAUST:
Mein schönes Fräulein, darf ich wagen,
Meinen Arm und Geleit Ihr anzutragen?

MARGARETE:
Bin weder Fräulein, weder schön,
Kann ungeleitet nach Hause gehn.

Faust nennt Gretchen „schönes Fräulein“, was sich als „here frouwe“ oder „Adelige“ interpretieren lässt. Gretchen sieht sich nicht als „Fräulein“ im althergebrachten Verständnis dieses Begriffes. Sie ist eine *Dienstmagd*. Faust überhöht Gretchen mit seiner Anrede und drückt ein Kompliment aus, das sie verlegen machen muss, weil er sie über ihren Stand anspricht. Für solche Feinheiten hat sie ein Gespür und weiß, dass die Worte Fausts nicht ihr Standesempfinden betreffen. Das hat Goethe bewusst so angelegt. Für ihn ist die Rede ein funktionales Element, kein emanzipatorisches. Goethe thematisiert die Diskrepanz zwischen den Rollen, die in der Gesellschaft gespielt werden, und bringt sie im „Faust“ zur Geltung. Eines muss jedoch betont werden: *Frouwe* oder *Fräulein* sind keine geschlechterspezifischen Anreden, sondern Standesbezeichnungen wie beispielsweise „Herr“ im Sinne des Dienstherrn oder eben jemandem von Adel.

Überforderung des Lesers

Walter hat ein Gedicht verfasst, das sich reimt. Es ist wesentlich interessanter und ansprechender als ein selbstverfasstes Hochzeits- oder Liebesgedicht. Letztere sind nicht minder wertvoll, aber Walter von der Vogelweide hat einen schöpferischen Prozess in Gang gebracht. Dieser kreative Prozess zeigt nicht nur den Einfallsreichtum des Dichters, sondern gibt seiner wie unserer Zeit einen erweiterten Blick auf die unendlichen Möglichkeiten von Kunst. Der experimentelle Dichter Ernst Jandl (1925–2000) demonstriert dies, indem er die Sprache auf eine andere Ebene hebt:

> wien: heldenplatz
> der glanze heldenplatz zirka
> versaggerte in maschenhaftem männchenmeere
> drunter auch frauen die ans maskelknie
> zu heften heftig sich versuchten, hoffensdick
> und brüllzten wesentlich.

Seine Worte sind assoziativ, zusammengesetzt, meinen an etwas zu erinnern, zerstören diesen Zusammenhang, bilden sich neu und fallen in sich zusammen. Ein „Brüllzten“ kann nur als Verbindung von Gebrüll und Geseufze oder Schlimmeres verstanden werden. Die Moderne entzieht sich der Eindeutigkeit und richtet ihre Botschaft anders aus, freier, verspielter, wortgewaltiger. Damit entzieht sie uns einen angenommenen Sinn und die Welt wird unberechenbarer und vielgestaltiger. Dann bildet sie mehr von uns ab, als wir ahnen. Die Welt muss immer wieder neu erobert werden.

Das Gedicht „Angewohnheiten“ von Hans Magnus Enzensberger (1929–2022) präsentiert eine gänzlich andere Facette der modernen Lyrik. Es ist in seiner Eindeutigkeit ausufernd mannigfaltig.

Ganze Wochen, aufs ganze gesehen,
bringen wir damit zu,
unsere Hemden auf- und zuzuknöpfen,
unsere Brillen zu suchen
oder das, was wir zu uns nahmen,
wieder auszuscheiden.

Der entscheidende Moment ist, dass der Alltag – Hemden auf- und zuknöpfen usw. – in seiner Alltäglichkeit künstlerisch erhöht wird. Dadurch wird ihm nicht nur eine neue Bedeutung gegeben, sondern er wird auch in seiner Einfachheit entdeckt. Denn alles kann ein *Readymade* der Poesie sein. Ein Readymade ist in der Kunst die Übertragung eines Alltagsgegenstandes in einen musealen Raum. Die mediale Botschaft des Readymade ist klar: Der Gebrauchsgegenstand wird aus seinem gewohnten Umfeld in einen ihm fremden Raum transferiert und durch den Kunstraum dann zur Kunst erhoben, einfach weil er dort ist. Der Alltag wird bei Enzensberger *lyrisch* und jeder Moment besonders.

Peter Handke verfährt in seinem Band *Die Innenwelt der Außenwelt der Innenwelt* ebenso, denn er gibt „Die Aufstellung des 1. FC Nürnberg vom 27.1.1968“[13] als Gedicht (!) wieder, ohne sie zu verändern. Damit wird diese Aufstellung zu etwas Besonderem. 1968 war übrigens das Jahr, in dem der 1. FC Nürnberg Deutscher Fußballmeister wurde. In der darauffolgenden Saison ist der Club dann abgestiegen.

Handke überführt im gleichen Band Ausdrücke wie „Schuldlosigkeit“, „Scham“ oder „Geduld“ in einen literalen Kontext. Dadurch verfremdet, erneuert und erweitert er die Form und Bedeutung des Poetisch-Lyrischen:

13 Peter Handkes Gedicht „Die Aufstellung des 1. FC Nürnberg vom 27.1.1968“. In: Handke, Peter: *Die Innenwelt der Außenwelt der Innenwelt*. Frankfurt/M. 1969, S. 59.

Nennen wir also die Schuldlosigkeit
Nagelschuh
Die Ratlosigkeit
Hotelzimmer
Die Ausweglosigkeit
Neun Uhr
Die Unschlüssigkeit
Eine stehende Rolltreppe
Die Scham
Einen vollbesetzten Lift
Und die Geduld
Eine Platzanweiserin im Kino

Die Bilder, die erzeugt werden, sind bemerkenswert. Sie machen aus dem Alltäglichen etwas neu Erlebenswertes. Das Prosaische wird poetisch. Der Alltag wird mit Bildern der inneren Erfahrung besetzt.

Hans Magnus Enzensberger hat nun einen alten Traum wahr werden lassen. Sein Projekt ist nichts Geringeres als die Vorwegnahme der KI, die aufgrund spezifischer Algorithmen Ergebnisse produziert. Enzensberger stellt mittels einer von ihm ausgedachten Apparatur Gedichte her. Sein *Landsberger Poesieautomat* produziert Lyrik.

In einem Spiegel-Interview sagt er dazu: „Es sind drei Dimensionen mit jeweils sechs unabhängigen Variablen, also mit sechs mal sechs mal sechs Wörtern, aus denen ein Zufallsgenerator die Auswahl für ein sechszeiliges Gedicht trifft. Dabei gibt es dann zehn hoch 36 Möglichkeiten."[14] Das liest sich wie folgt:

14 https://www.spiegel.de/kultur/literatur/interview-herr-enzensberger-sind-sie-ein-hacker-a-83590.html

> Tropfenweise Hoffnung unter Zeitdruck. Dieser staubige
> Edelmut vor der Pleite.
> Und diese vorgedruckten Zahlungsbefehle. Das kennt man!
> Freilich verlangen wir immer irgendwas.
> Danach auf Antrag schrille Proteste. Ungerührt sparen!

Den drei Gedichten von Jandl, Handke und Enzensberger ist die Überforderung des Lesers gemeinsam, aber auch eine diffuse Faszination darüber, wie Poetik den Alltag aufnimmt. Unverständnis, Spieltrieb oder bildliche Überladung sind nicht erst Produkte der Gegenwart. Bereits vor hundert Jahren stellte sich eine solche Überforderung ein, die bis heute noch Rätsel aufgibt. Verse wie die von Rainer Maria Rilke aus dem Jahre 1922 zeigen, dass einfaches Lesen an seine Grenzen stößt.

> Da stieg ein Baum. O reine Übersteigung!
> O Orpheus singt! O hoher Baum im Ohr!
> Und alles schwieg. Doch selbst in der Verschweigung
> ging neuer Anfang, Wink und Wandlung vor.
> („Die Sonette an Orpheus", 1. Teil, Gedicht 1)

Was will ein Baum in meinen Ohr? Warum steht er nicht in der Natur? Und wie kann aus dem Schweigen etwas Neues entstehen?

Oder vergegenwärtigen wir uns Paul Celans Gedicht „Todesfuge" aus dem Jahr 1948/49. Es ist ebenso hermetisch und macht uns im besten Sinne zu schaffen:

> Schwarze Milch der Frühe wir trinken sie abends
> wir trinken sie mittags und morgens wir trinken sie nachts
> wir trinken und trinken
> wir schaufeln ein Grab in den Lüften da liegt man nicht eng

Die Verse verweigern sich einer unmittelbaren Deutung. Wir lernen, dass das Gedicht mit dem Holocaust, dem Leben und Sterben in einem KZ zu tun hat, ehe wir es dann in seiner Tragik begreifen können.

Im Vergleich dazu fällt es uns mit dem „Abendlied“ aus dem Jahre 1778 von Matthias Claudius schon leichter:

Der Mond ist aufgegangen,
die goldnen Sternlein prangen
am Himmel hell und klar;
der Wald steht schwarz und schweiget,
und aus den Wiesen steiget
der weiße Nebel wunderbar.

Die Verse erschließen sich unmittelbar: Es geht um eine besondere Stimmung in der Natur, um den Mond, der aufgeht und der die wunderbare Natur enthüllt. Es geht um Geborgenheit, eine angenehm wohlige Seelenlage, die sich beim Hören und Lesen einstellt.

Erschließen sich Gedichte im Laufe der Zeit, sozusagen mit fortschreitendem Entstehungsjahr, schwieriger? Ein Vierteljahrhundert später, um 1804, schrieb Friedrich Hölderlin, der Zeitgenosse von Matthias Claudius:

Nah ist
Und schwer zu fassen der Gott.
Wo aber Gefahr ist, wächst
Das Rettende auch.
Im Finstern wohnen
Die Adler und furchtlos gehn
Die Söhne der Alpen über den Abgrund weg
Auf leichtgebaueten Brücken.

Diese Formulierungen mögen auf den ersten Blick eingängiger sein als die von Celan oder Rilke, doch was bedeutet es, dass Gott *nah* ist und *schwer zu fassen*? Oder dass Gefahr und Rettung dicht beieinander liegen? Und was haben die Adler mit den Söhnen der Alpen zu schaffen? Nehmen wir ein anderes Verswerk, das ungefähr um 1900 entstand:

> Dunkel war's, der Mond schien helle,
> schneebedeckt die grüne Flur,
> als ein Wagen blitzesschnelle,
> langsam um die Ecke fuhr.

Ein solches Scherzgedicht arbeitet mit Paradoxien, also mit widersprüchlichen Aussagen. Ein leichtes Schmunzeln ist eine mögliche Reaktion. Doch ich muss darüber nachdenken, wenn ich es nicht gleich als „Quatsch" abtun will. Ich kann mich an dem Gedicht erfreuen und es bringt mich auf andere Gedanken. Vielleicht ist es sogar in der Lage, einen gewissen Trübsinn wegzudichten?

Gedichte sind etwas Besonderes. Sie sind Kleinodien der Literatur. Die Inhalte und Intentionen eines Verses sind eng miteinander verknüpft. Es gibt keine Leerstellen, sondern eine klare Sprache der Bedeutung. Selbst eine Ballade, die über mehrere Seiten geht oder ein Epos des Mittelalters, das wie das *Nibelungenlied*, *Parzival* oder *Tristan und Isolde* in Reimform verfasst wurde, ist etwas Besonderes. Die Sprache, der Reim, der Rhythmus und die Dichte der Worte öffnen in uns unendlich viele Räume.

Noch ein Wort

In der Tat werden hier die Gedichte aus ihrem historischen Kontext genommen und ihre Bedeutung so freigesetzt, als ob die Jahrhunderte zwischen ihnen und uns nicht existieren würden. Diese

Intention beruht auf der Überlegung, dass die Gedichte spezifische Grundstimmungen oder Grundgefühle ausdrücken, die zeitlos dem Menschen eigen sind. Das Verständnis von Liebe, Hoffnung, Freude, Tod und Krankheit verändert sich zwar, doch es existieren Eigenschaften, die dem Menschen in ähnlicher Weise wie Liebe, Hoffnung, Freude oder Tod zugeordnet werden können. Wäre dem nicht so, würde die wissenschaftliche Forschung der Biologie und Verhaltensforschung ihren Boden verlieren. Zwar haben wir keinen Säbelzahntiger mehr, dem wir entkommen müssen, aber der Impuls zur Flucht bleibt derselbe. Lediglich die Fähigkeit, diesen Impuls zu beherrschen, hat sich verändert.

Das Gestern und das Heute treffen sich im Menschen und im Lebendigen als Instinkte oder ererbte Fähigkeiten, die angeboren sind und sich als Reiz-Reaktionsschema ausdrücken. Es ist jedoch unbestritten, dass sich dies im Laufe der Zeit verändert. Es ist ebenfalls nicht ungewöhnlich, dass einige Menschen von diesen Veränderungen ausgeschlossen werden. Allerdings gibt es einen bemerkenswerten Konsens zwischen einem Gedicht aus dem Mittelalter und einem aus der Neuzeit. Obwohl Minne und Liebe nicht unbedingt synonym verwendet werden, bleibt das unerreichbare Element der Liebe weiterhin ein Thema. Vergleichsweise ist Heldenmut nicht unbedingt ein zentraler Aspekt moderner Lyrik, dennoch stellt das Überleben in der Großstadt, das Zurechtfinden in dem immer stärker werdenden Wirrwarr des Lebens eine Herausforderung dar, die der Großstadtheldin oder des -helden bedarf.

Kurzum: Methodisch gesehen, ist meine Arbeit weder eine Leugnung der historischen Forschung noch liegt eine Betonung darauf. Der Fokus liegt auf dem Verbindenden, das ist der Mensch in seiner seit Jahrtausenden mit sich identischen Geschichtlichkeit. Das Leben lebt und drückt sich im Jetzt aus, und zwar in der Nahtstelle zwischen Vergangenheit (Geschichte) und Zukunft (Voraussage). So gesehen ist jede Aussage über den Menschen immer nachgerichtet d. h. gleichwohl geschichtlich und dennoch durch den Akt des unmittelbaren Erfahrenen präsent. Radikal gesprochen: Poesie überdauert, was wir Geschichte nennen.

Der Entwicklungsstrang mag eng mit der Bedeutung verknüpft sein, aber die Klage über den Tod ist eine Klage über den Tod. Die Freude am Leben war gestern und ist auch morgen noch Freude am Leben. Ich möchte noch einmal betonen, dass es nicht darum geht, die historische Methode zu ignorieren, aber sie ist hier nicht zielführend. Sinnstiftend wirkt es jedoch, ein Barockgedicht mit dem heutigen Leser in Hinblick auf die eigene Sozialisation und Bedeutung zu interpretieren. Ich möchte die These aufstellen, dass ein griechisches Drama heute nur dann aufgeführt werden kann, wenn die dazwischen liegende Zeit im Akt des Erlebens „verloren“ geht. Ähnlich verhält es sich mit mittelalterlichen Stoffen wie dem *Nibelungenlied*, *Parzival*, *Tristan und Isolde*. Wie sonst könnten wir uns für sie interessieren, wenn darin nicht jene menschlichen Elemente zum Ausdruck kommen, die uns immer noch wichtig erscheinen?

Die Grundlage der Lyrik ist das Menschliche. Das bedeutet nicht, dass alles davon für alle Zeiten gültig ist. Vieles geht verloren, wird vergessen oder gilt als überholt. Aber es bleibt im Spiel der Worte genau der Ausdruck lebendig, der hier in Resilienzfaktoren einfließen kann. Ob dies eine Projektion des Heute auf das Gestern ist, kann als Argument vorgebracht werden. Die Intention des Vorgehens bleibt davon aber unberührt.

Woraus ein Gedicht besteht

Ich bin anderswo ...

Franz Kafka

Um ein Gedicht zu interpretieren, wird es inhaltlich und formal analysiert. In der Regel werden folgende Punkte berücksichtigt:

Thema:
- Abgleichung mit der Wirklichkeit
- Welche Erfahrungen werden ausgedrückt?

Inhalt und Aufbau:
- Welche Motive finden sich? (Liebe, Reise, Heimat, Natur …)
- Welche Stimmung drückt das Gedicht aus?
- Wie stellen sich die Gedanken des Dichters dar?

Lyrisches Ich:
- Das lyrische Ich wird näher bestimmt.
- Sprechsituation?
- Sprechhaltung?
- Sprechabsicht?

Genre:
- Um welche Gedichtform handelt es sich? (Sonett, Ballade, Lied, Ode, Hymne, Elegie usw.)

Form:
- Verse und Strophen näher bestimmen (z. B. Enjambement, Zeilensprung)
- Reim und Reimschema aufzeigen (aa bb cc; Endreim, Stabreim, Binnenreim)
- Rhythmus und Metrik (Jambus, Trochäus, Daktylus, Anapäst)
- Lautmalerei und Klangfarbe

Sprache und Stilmittel:

- sprachliche Bilder
- rhetorische Figuren
- Satz- und Klangfiguren
- Stilmittel: Allegorie, Chiffre, Metapher, Personifikation, Symbol, Vergleich, Akkumulation, Euphemismus, Hyperbel, Pleonasmus, rhetorische Frage, Oxymoron, Chiasmus, Paradoxon, Parenthese, Alliteration, Anapher usw.

Gerade bei modernen Gedichten fehlen manche dieser Aspekte, dort gilt es andere Schwerpunkte zu setzen.

Die Gattung Gedicht ist vielschichtig. Eine einheitliche oder normative Erschließung bzw. Definition ist nicht zu erwarten. Letztlich ist ein Gedicht immer das, was der Autor als solches definiert. „Das Gedicht“ schlechthin kann es nicht mehr geben, genauso wenig wie eine Schule des Dichtens mit festem Schema. Das bedeutet aber keineswegs Willkür. Dass Gedichte nicht beliebig sind und deren Qualität erkennbar ist, zeigen folgende schematischen Ausführungen.

Zuerst muss das Thema eines Gedichtes gefunden und mit der eigenen Erfahrungswelt in Beziehung gebracht werden.

Die inhaltliche Struktur – Worum geht es? Welche Motive? Welche Sprache? Welche Stilmittel? – und das „lyrische Ich“, d. h. der „Sprecher“ der Verse, werden als nächstes untersucht.

Wichtig ist auch: Welches Gedichtgenre liegt vor? Sonett, Ballade, Hymne usw.? Welche Form hat das Gedicht? Verse, Strophe, Reim, Metrum usw. Welche Stilmittel und welche Sprache kommen zum Einsatz? (Stilmittel, Bilder, Wortwahl, Satzbau).

Auch die biographische Situation des Dichters, die historische Einbettung, die Gattungsgeschichte und die Tradition können hilfreich sein. Gedichte bestehen aus Versen und Strophen. Sie verwenden Reime, Bilder und Stilmittel. Es besteht die Möglichkeit, auf all das zu verzichten und trotzdem ein Gedicht zu erhalten.

In der Regel setzt sich ein Gedicht aus verschiedenen Reimschemata zusammen:

- Anfangsreim: Das erste Wort zweier aufeinanderfolgender Verse reimt sich.

  Kann ich dich sehen
  Dann freue ich mich

- Binnenreim: Worte, die sich im Vers selbst reimen.

  Ihm ist, als ob es **tausend Stäbe** gäbe
  Und hinter **tausend Stäben** keine Welt.

- Endreim: Das Wort am Ende des Verses reimt sich mit dem nächsten wie beim Paarreim *aa bb* – oder mit dem übernächsten Vers wie beim Kreuzreim *ab ab* usw.

- Paarreim:

  Da steh' ich nun, ich armer **Tor**,
  Und bin so klug als wie **zuvor**!

- Kreuzreim:

  Könnt mich auch sonst mit **schwingen**
  Übers grüne Revier,
  Hatt ein Herze zum **Singen**
  Und Flügel wie ihr.

Zu den Stilmitteln des Gedichts gehören Metrik (die Lehre vom Versmaß), Wortfiguren und Form. Die Form ergibt sich aus der Bezeichnung, z.B. Ballade oder auch „freies Gedicht“. Es gibt vier metrische Formen:

Jambus: (z. B.: Ge-*dicht* ◡ –
Trochäus: (z. B.: *Dich*-ter) – ◡
Daktylus: (z. B.: *Au*-to-fahrt, *Dak*-ty-lus) – ◡ ◡
Anapäst: (z. B.: A-na-*päst*, Zau-be-*rei*) ◡ ◡ –

Um das *Metrum* zu bestimmen, müssen die Silben gekennzeichnet werden. Die Betonung dient der Bestimmung des Versmaßes. Die unbetonten Silben werden mit einem ◡ versehen die betonten Silben mit einem –. Dabei werden Rhythmus und Takt festgelegt, ähnlich wie in der Musik. Dadurch erhalten Gedichte ihre eigene Klangqualität. Und schließlich: Gedichte arbeiten mit *Stilmitteln* oder *rhetorischen Mitteln* wie Bildern, Wortfiguren, Gedankenfiguren oder Satzfiguren.

Bilder:

- Allegorien oder Metaphern = Begriffe oder Eigenschaften werden verbildlicht. Beispielsweise: „Was sind wir Menschen doch! Ein Wohnhaus grimmer Schmerzen, / Ein Ball des falschen Glücks, ein Irrlicht dieser Zeit, [...]“ (Gryphius)

- Chiffren = zu entschlüsselnde Worte, die etwas spezifisches ausdrücken, was sich nicht unmittelbar erschließt: „Schwarze Milch der Frühe / wir trinken sie abends / wir trinken sie mittags und morgens wir trinken sie nachts [...]“ (Paul Celan)

- Personifikation = Natur, Dinge usw. werden als Person behandelt: „Es war, als hätt der Himmel / Die Erde still geküsst, [...]“ (Eichendorff)

- Symbol = Zeichen, das mit einem Mehr an Bedeutung aufgeladen ist: Rose, Fahne, Nebel ...

- Vergleich = zwei Begriffe werden in Beziehung gesetzt: „Gleich wie das Licht verfiel, so wird in wenigen Jahren [...]“ (Gryphius)

Wortfiguren:

- Akkumulation = Reihung von Begriffen: „Nun ruhen alle Wälder / Vieh, Menschen, Städt' und Felder“ (Gerhard)
- Antonyme = Worte, die Gegensätze oder starke Kontraste ausdrücken: groß und klein, hell und dunkel, Licht und Schatten
- Euphemismus = etwas Unangenehmes wird durch einen beschönigenden Ausdruck verharmlost: Vollschlank, das Zeitliche segnen usw.
- Hyperbel = Übertreibung: alle haben es gesehen, das ganze Volk steht hinter ihnen
- Klimax = auf einen Höhepunkt zustrebende Reihung von Begriffen: „Er sei mein Freund, mein Engel, mein Gott“ (Schiller)
- Antiklimax = Gegenteil von Klimax: „Um den Papst zirkulieren die Kardinäle. Und um die Kardinäle zirkulieren die Bischöfe. Und um die Bischöfe zirkulieren die Sekretäre.“
- Litotes = Übertreibung: nicht unwitzig, nicht ohne Talent
- Neologismus = Wortneubildung: „Erdenhimmel“ (Hesse)
- Pleonasmus = Bedeutung wird wiederholt: schwarzer Rappe, weißer Schimmel
- Synästhesie = verschiedene Sinne werden Miteinander (6) kombiniert: „Blickt zu mir der Töne Licht“ (Brentano)
- Tautologie = Wortwiederholung, meist überflüssig: still und leise, nie und nimmer usw.

Gedankenfiguren:

- Antithese = Entgegensetzung, gegensätzliche Begriffe werden gegenübergestellt: „Reden ist Silber, Schweigen ist Gold.“

- Oxymoron = widersprechende Begriffe werden miteinander verbunden: „süßes Gift“, bittersüß
- Rhetorische Frage = Frage, die keine Antwort fordert bzw. deren Antwort bereits bekannt ist: „Ist das dein Ernst?“, „Ist denn heute schon Weihnachten?“

Satzfiguren:

- Chiasmus = Kreuzstellung von Wörtern: „Die Welt ist groß, klein ist der Verstand.“
- Ellipse = unvollständiger Satz, Auslassung von beispielsweise dem Prädikat: „Erst die Arbeit, dann das Vergnügen“
- Paradoxon = eine in sich widersprüchliche Aussage: „Ich weiß, dass ich nichts weiß“ (Sokrates)
- Parallelismus = Worte werden nebeneinandergestellt, Wiederholung von spezifischen Wortfolgen: „Friede den Hütten! Krieg den Palästen,“ (Büchner)
- Parenthese = Satz oder Gedanke wird dazwischengeschoben: „Bleiben wir, sag doch endlich, Freunde wohl?“

Resilienz ist mehr als ein Begriff

Einmal am Tag / wirklich sehen.

Rainer Malkowski

Die folgende Tabelle gibt einen Überblick über die gezielte Komprimierung der Resilienzfaktoren von 11 auf 6. Die inhaltliche Bedeutung der Gedichte machte eine solche erforderlich. Gleichzeitig stellen die sechs Resilienzfaktoren ein Angebot für den Leser dar, eine prägnantere, kompaktere Resilienzstrategie zu nutzen.

Tabelle der Resilienzfaktoren

6 Resilienz-faktoren (Poesie)	11 Resilienz-faktoren (Forschung)	Gedichte (Auswahl)
(1) Zuversicht Heiterkeit Hoffnung Freiheit Stärkung	Positive Weltsicht (1) Optimismus (2) Hoffnung (3)	1) Claudius: Abendlied 2) Von Matthisson: Zuruf 3) Goethe: Gefunden 4) Mag. Martius: Ich leb und weiss nit ... 5) Hebbel: Abendgefühl 6) Meyer: Schwüle 7) Müller: Der Lindenbaum 8) Fleming: An sich 9) Silesius: Freund so du etwa bist 10) Eichendorff: Mondnacht 11) Eichendorff: Wünschelrute 12) Meyer: Eingelegte Ruder 13) Bonhoeffer: Von guten Mächten 14) Psalm 23: Der Herr ist mein Hirte 15) Meyer: Der römische Brunnen 16) Sachs: In diesem Amethyst 17) Benn: Anemone 18) Mörike: September-Morgen 19) Benn: Gesänge 20) Celan: Blume 21) Fried: Der Mut spricht 22) Fried: Werde nicht hart 23) Goethe: Alles geben die Götter [...] 24) Schiller: Oder an die Freude

6 Resilienz-faktoren (Poesie)	11 Resilienz-faktoren (Forschung)	Gedichte (Auswahl)
(2) Selbstbe-stimmung Eigenverant-wortung Befreiung Lernen Erkennen Bewältigung	Selbstwirk-samkeitser-wartung (4) Selbstwert-gefühl (5)	1) Silesius: Die Welt die hält dich 2) Goethe: Mut 3) Kunze: Einladung zu einer Tasse Jasmintee 4) Novalis: Kenne dich selbst 5) Hebbel: Welt und Ich 6) Novalis: Lebenslauf 7) Rückert: Das sind die Weisen 8) Silesius: Der Mensch, der macht die Zeit 9) Goethe: Wonach soll man am Ende trachten 10) Novalis: Wenn nicht mehr Zahlen und Figuren 11) Gryphius: Menschliches Elende 12) Goethe: Prometheus 13) Goethe: Das Göttliche 14) Hölderlin: Patmos 15) Benn: Nur zwei Dinge
(3) Gestaltung Neukonditio-nierung Entschei-dung Veränderung Selbstbesin-nung Selbster-kenntnis Versteh-barkeit Bewältig-barkeit Sinnhaftig-keit Widerstands-fähigkeit Kontrolle Heraus-forderung	Kontrollüber-zeugungen (6) Kohärenz-gefühl (7) Hardiness (8)	1) George: Es lacht in dem steigenden jahr dir 2) Goethe: Willst du dich deines 3) Goethe: Willst du immer 4) Goethe: Eigenheiten 5) Brinkmann: Gedicht 6) Brecht: Der Radwechsel 7) Hesse: Stufen 8) Silesius: Ohne Warum 9) Von der Vogelweide: Ich saz auf eime steine 10) Von der Vogelweide: Owe war sint verswunden 11) Silesius: Mensch werde wesentlich 12) Goethe: Das Göttliche 13) Mörike: Gebet 14) Hofmannsthal: Ballade des äußeren Lebens 15) Rilke: Archaïscher Torso Apollos 16) Rilke: 1. Elegie 17) Rilke: Sonette an Orpheus, 1. Teil IX 18) Stramm: Schwermut 19) Benn: Verlorenes Ich 20) Gernhardt: Gib dich zufrieden 21) Benn: Schöne Jugend

6 Resilienz-faktoren (Poesie)	11 Resilienz-faktoren (Forschung)	Gedichte (Auswahl)
(4) Spiritualität Einheit Religiosität Transzen-denz Ewigkeit Alles Erwachen Kleinigkeiten	Religiosität und Spiritualität (9)	1) Goethe: Die Flöhe und die Wanzen 2) Gryphius: Menschliches Elende 3) John Maynard (Opfer) 4) Die Nacht liegt in den letzten Zügen 5) Goethe: Ich weiss dass mir nichts gehört 6) Merseburger Zauberspruch 7) Goethe: Dauer im Wechsel 8) Goethe: Selige Sehnsucht 9) Goethe: Eins und alles 10) Rilke: Ach, nicht getrennt sein 11) Brecht: Der Rauch 12) Malkowski: Schon viel 13) Eichendorff: Spruch 14) Mörike: Septembermorgen
(5) Angst überwinden Angstverar-beitung Ängste verstehen Alter Vergänglich-keit Tod Opfer Einsamkeit Ordnung Trauer	Coping (10)	1) Hölty: Der alte Landmann an seinen Sohn 2) Fontane: Man wird nicht besser mit den Jahren 3) Hölderlin: In jüngern Tagen [...] 4) Claudius: Der Tod 5) Grabspruch: Gott ist wahrhaftig und gerecht 6) Benn: Kleine Aster 7) Kirsch: Nördlicher Juni 8) Rilke: Herbsttag 9) Hesse: Im Nebel 10) Owlglass: Alter Stromer 11) Brentano: Wenn der lahme Weber 12) Lavant: Wer hat solche Ängste erfunden 13) Brentano: Der Spinnerin Nachtlied 14) Gryphius: Einsamkeit 15) Rilke: Ich fürchte mich so vor der Menschen Wort 16) Trakl: Elis 17) Sachs: Diese Kette von Rätseln 18) Rilke: Sonette an Orpheus, 2. Teil, X 19) Hesse: Sprache

6 Resilienz-faktoren (Poesie)	11 Resilienz-faktoren (Forschung)	Gedichte (Auswahl)
(6) Miteinander Gastfreund-schaft Gemein-schaft Geborgen-heit Heimat Vertrautheit	Soziale Unter-stützung (11)	1) Trakl: Ein Winterabend 2) Mörike: Septembermorgen 3) George: Komm in den totgesagten park 4) Trakl: Verklärter Herbst 5) Goethe: An den Mond 6) Lasker-Schüler: Versöhnung 7) Brecht: Die Nachtlager 8) Seidel: Der Ahorn

Resilienzfaktoren aus der Forschung[15]

1. Positive Emotionen

Die Fähigkeit, positive und negative Emotionen gleichzeitig erleben zu können, d. h. sich auch während einer schwierigen Lebenslage über etwas zu freuen, unterstützt die Bewältigung von Belastungen. Positive Emotionen beeinflussen physiologische Erregungsparameter und ermöglichen die Freisetzung von Ressourcen und die Erweiterung von kognitiver Kapazität, wie Kreativität, Flexibilität und Problemlösestrategien.

2. Optimismus

Eine Überschneidung gibt es zwischen den positiven Emotionen und dem Konzept des Optimismus. Verknüpft mit dieser Einstellung ist die Fähigkeit zu aktivem Bewältigungsverhalten.

3. Hoffnung

„Die Befunde empirischer Studien weisen konsistent darauf hin, dass mit Hoffnung ... eine bessere Krankheitsbewältigung, adaptivere Bewältigungsstrategien, weniger psychopathologische Symptomatik und eine höhere Lebenszufriedenheit bei körperlichen Erkrankungen und chronischen Stressoren einhergehen.“ Die

15 Die Auflistung stellt *keine* originäre Leistung von mir dar. Ich folge hier: Rönnau-Böse, Maike / Fröhlich-Gildhoff, Klaus: *Resilienz und Resilienzförderung über die Lebensspanne.* 2., erweiterte und aktualisierte Auflage. Stuttgart 2020; Bengel, Jürgen / Lyssenko, Lisa: *Resilienz und psychologische Schutzfaktoren im Erwachsenenalter – Stand der Forschung zu psychologischen Schutzfaktoren von Gesundheit im Erwachsenenalter. Forschung und Praxis der Gesundheitsförderung.* Band 43. Köln: BZgA, 2012. – Vgl. hierzu noch: Frietsch, Wolfram (2022): *„Wilhelm Meister, Anton Reiser und Ich*“; Frietsch, Wolfram (2023): *Das Resilienzbuch der Literatur*; Frietsch, Wolfram: *Resilienz und Literatur. Methodisch-theoretische Grundlagen.* resilienz-verlag, Gaggenau 2024. Sowie: www.resilienz-literatur.de

gemessene Hoffnung [...] beinhaltet aber hauptsächlich die Fähigkeit, Ziele zu definieren und aktiv zu verfolgen. Hoffnung als positive Erwartung wird nicht in diesen Zusammenhang gesetzt. Es bleibt deshalb zu diskutieren, ob der Begriff *Hoffnung* an dieser Stelle richtig gewählt ist.

4. Selbstwirksamkeitserwartung

Wie die Forschungsbefunde zu bedeutsamen Schutzfaktoren für Kinder und Jugendliche zeigen, nimmt die Selbstwirksamkeit auch in der Resilienzforschung der Erwachsenen eine herausgehobene Stellung ein. Es ist der Resilienzfaktor, der am konsistentesten in den Studien nachgewiesen wird – und das in unterschiedlichen Kontexten und Kulturen. „Eine hohe Selbstwirksamkeit motiviert, im Sinne aktiver und problemorientierter Bewältigungsstrategien zu handeln, bei Rückschlägen nicht aufzugeben und die eigenen Bewältigungsmechanismen positiv zu bewerten."

5. Selbstwertgefühl

Ein positives Selbstwertgefühl als Schutzfaktor für belastende Ereignisse ist nicht eindeutig nachweisbar. Es wird eher erkennbar, dass ein niedriges Selbstwertgefühl sich negativ auf das Bewältigungsverhalten auswirkt. Positive Wirkweisen lassen sich aber für eine unrealistisch erhöhte Selbstwahrnehmung erkennen. Diese unterstützt den Schutz des bedrohten Selbstbildes und trägt dazu bei, dass der Selbstwirksamkeitsglaube nicht verloren geht.

6. Kontrollüberzeugung

Auch Kontrollüberzeugungen sind nicht eindeutig als Schutzfaktor belegt. Die Schwierigkeit liegt insbesondere darin, dass die Vergleichbarkeit der Studien durch eine unterschiedliche Konzeptualisierung nicht gegeben ist.

7. Kohärenzgefühl

Ob das Kohärenzgefühl nach Antonovsky als eigenständiger Schutzfaktor gewertet werden kann, wird weiterhin diskutiert und kann nicht abschließend beantwortet werden. Zumindest zeigen aber eine Reihe von Querschnittsstudien, dass es deutliche Zusammenhänge mit Indikatoren der psychischen Gesundheit gibt und insbesondere bei chronischen Stressoren und weniger schwerwiegenden Situationen ein hohes Kohärenzgefühl eine schützende Wirkung entfaltet.

8. Hardiness

Das Konstrukt Hardiness, bestehend aus Engagement, Kontrolle und Herausforderung, zeigt eine schützende Wirkung insbesondere bei schwerwiegenden Ereignissen.

9. Religiosität und Spiritualität

Religiosität ist eng verbunden mit anderen Faktoren, wie z. B. der sozialen Unterstützung, so dass nicht immer die differenzielle Wirkung belegt werden kann. Die Unterteilung in positive und negative religiöse Copingstile verdeutlicht die schützende Wirkung von positivem Coping in Bezug auf lebensbedrohliche Situationen.

10. Coping

In mehreren Studien wurde das Vorhandensein von konstruktiven Copingstrategien als effektiv für die Resilienzentwicklung beschrieben. Dabei wurde deutlich, dass sowohl aktive / sich auseinandersetzende als auch defensive / vermeidende Bewältigungsstrategien sich positiv auswirken können, je nachdem welche Belastung vorliegt. So hat sich in der Trauer- und Traumaforschung gezeigt, dass ein unbewusst repressives Coping

(Vermeidung / Verdrängung von bedrohlichen Erinnerungen) insbesondere dann mit einer besseren psychischen Anpassung korrelierte, wenn Ereignisse das eigene Selbstkonzept bedrohten.

11. Soziale Unterstützung

Das Vorhandensein von sozialen Netzwerken ist ein sehr gut empirisch abgesicherter Schutzfaktor, der sich sowohl auf emotionaler und kognitiver als auch auf körperlicher Ebene positiv auswirkt.

Nachwort

Mir aber hat den vorher einmal zarten Körper das Alter
schon ergriffen, weiß wurden die Haare aus schwarzen. Schwer ist
mir das Gemüt geworden, die Knie tragen nicht, die doch einst flink
waren zum Tanzen gleich Rehen.
Darüber seufze ich oft. Aber was soll ich machen?
Alterslos als Mensch kann man nicht werden.

Sappho, Fragment 58

Geeignete Gedichte zu finden, das war die Herausforderung. Also habe ich gefühlte tausend Gedichte gelesen und die passenden ausgewählt. Anschließend wurden die gefundenen Gedichte mit einem Schlagwort zum Thema Resilienz versehen. Im dritten Schritt wurden die Gedichte in eine Tabelle aufgenommen, sortiert und nach entsprechenden Oberbegriffen geordnet, was bereits die Grundlage für den Zugang zu Resilienz und Literatur bildete. Die Gedichte wurden nach ihrer Effektivität geclustert und entsprechend interpretiert. Am Ende blieben von mehreren hundert möglichen Gedichten einige aussagekräftige übrig.

Ich bin mir bewusst, dass ich mich an der Schnittstelle zwischen Literaturinterpretation und psychologischer Forschung bewege. Ich bin aber kein ausgebildeter Psychologe. Mit Literatur, Literaturinterpretation und Literaturwissenschaft kenne ich mich jedoch aus, und habe mich auch in die umfangreiche aktuelle Resilienzforschung eingearbeitet. Ich bin Leser und Interpret und habe eine für mich befriedigende Antwort auf die Frage „Was mache ich mit Literatur?“, die mich mein Leben lang begleitet hat, gefunden: Resilienz in der Literatur ist als praktische Anwendung für den Menschen zu betrachten.

Resilienz in der Literatur zu finden, ist für mich kein Selbstzweck, sondern eine Möglichkeit, Literatur und Literaturwissenschaft aus dem Elfenbeinturm herauszuholen und wieder in die Lebenswelt zu integrieren. Darüber hinaus können die Beispiele dem Leser helfen, seine eigenen Unzulänglichkeiten zu „heilen", wodurch die Literatur einen sozialen Aspekt erhält, der ihr bereits innewohnt, aber viel zu wenig beachtet wird. Es ist nun möglich, nicht nur über Literatur zu sprechen, sondern auch die eigene Befindlichkeit an ihr und damit an sich selbst zu erkennen.

Ich denke, dass ich etwas anbieten kann, etwas, das eine Alternative zu dem bietet, was angeboten wird, ohne das Gegebene abwerten zu wollen. Es ist ein *Angebot* und ein Werk im Entstehungsprozess. Deshalb erwarte ich eine faire Auseinandersetzung vonseiten Andersdenkender, weil ich das meinerseits auch so handhabe. Polemik oder instrumentalisierte Kritik trifft nur den, der sie äußert und zeigt, wes Geistes Kind er ist. Es wäre schade um die Zeit, die uns für das Literatur- und Resilienzerleben bleibt. Wer den Mond nicht sieht, auf den der Finger zeigt, soll weder den Finger noch den Mond verantwortlich machen.

In diesem Sinne: Danke an alle, die inspiriert und kritisiert haben, die geholfen und sich zurückgezogen haben, die gesprochen und geschwiegen haben. Ohne Euch alle wäre alles nicht so gekommen.

Literaturliste

(Auswahl)[16]

Adler, Jeremy: Goethe. *Die Erfindung der Moderne. Eine Biographie.* München 2023.

Bengel, Jürgen / Lyssenko, Lisa: *Resilienz und psychologische Schutzfaktoren im Erwachsenenalter – Stand der Forschung zu psychologischen Schutzfaktoren von Gesundheit im Erwachsenenalter.* Band 43 von: *Forschung und Praxis der Gesundheitsförderung*. Köln: BZgA, 2012.

Bengel, Jürgen / Meinders-Lücking, Frauke / Rottmann, Nina: *Schutzfaktoren bei Kindern und Jugendlichen – Stand der Forschung zu psychosozialen Schutzfaktoren für Gesundheit*. Band 35 von: *Forschung und Praxis der Gesundheitsförderung*. Köln: BZgA, 2009.

Bengel, Jürgen / Strittmatter, Regine / Willmann, Hildegard: *Was erhält Menschen gesund? – Antonovskys Modell der Salutogenese – Diskussionsstand und Stellenwert.* Bd. 6. von: *Forschung und Praxis der Gesundheitsförderung.* Erweiterte Neuausgabe. Köln: BZgA, 2001/2009.

Berndt, Christina: *Resilienz. Das Geheimnis der psychischen Widerstandskraft. Was uns stark macht gegen Stress, Depressionen und Burn-out*. München 2015.

Burdorf, Dieter et. al.: *Metzler Lexikon Literatur. Begriffe und Definitionen*. Stuttgart 2007.

Foucault, Michel: „Was ist ein Autor?" In: *Schriften zur Literatur*. Frankfurt 234–270. Frankfurt 2003.

Foucault, Michel: *Hermeneutik des Subjekts*. Frankfurt 1982.

Frietsch, Wolfram: *Die Goldene Spur in Hermann Hesses Steppenwolf. Interpretation, Analyse und Betrachtung*, Gaggenau 2017.

Frietsch, Wolfram: „Die Anima als Mittlerin zum Selbst. Peter Handkes Erzählung *Die Linkshändige Frau*". In: Jaeggi, Eva / Kronberg-

16 Ausführliche Literaturliste in: Frietsch, Wolfram: *Resilienz und Literatur. Methodisch-theoretische Grundlagen*. resilienz-verlag, Gaggenau 2024.

Gödde, Hilde (Hg.): *Zwischen den Zeilen. Literarische Werke psychologisch betrachtet.* Gießen [2]2004. 349–358.

Frietsch, Wolfram: *Die Symbolik der Epiphanien in Peter Handkes Texten. Strukturmomente eines neuen Zusammenhanges.* Gaggenau [2]2021.

Frietsch, Wolfram: „‚Mich selbst auszubilden …' – Hochbegabung im Fokus von Resilienz". In: Farkas, Katarina / Laudenberg, Beate / Mayer, Johannes / Rott, David (Hg.): *Begabte Figuren in Literatur und Unterricht 2022. Begabungsförderung: Individuelle Förderung und Inklusive Bildung. Band 13.* Münster 2022, 61–72.

Frietsch, Wolfram: *„Wilhelm Meister, Anton Reiser und Ich". Versuch über Resilienz in der Literatur.* Baden-Baden 2022.

Frietsch, Wolfram: *Das Resilienzbuch der Literatur. Wie Resilienzstrategien in Romanen, Erzählungen oder Gedichten gefunden und praktisch genutzt werden können.* resilienz-verlag, Gaggenau 2022.

Frietsch, Wolfram: *Resilienz und Literatur. Methodisch-theoretische Grundlagen.* resilienz-verlag, Gaggenau 2024.

Frietsch, Wolfram: *Peter Handke – C. G. Jung: Selbstsuche – Selbstfindung – Selbstwerdung. Der Individuationsprozess in der modernen Literatur am Beispiel von Peter Handkes Texten.* Gaggenau [2]2006.

Fröhlich-Gildhoff, Klaus / Rönnau-Böse, Maike: *Resilienz.* Mit 5 Abbildungen und 2 Tabellen. 4., aktualisierte Aufl. München, Basel 2015.

Gadamer, Hans-Georg: *Wahrheit und Methode. Grundzüge einer philosophischen Hermeneutik.* Tübingen 1986.

Gallas, Helga (Hrsg.): *Strukturalismus als interpretatives Verfahren.* Darmstadt 1972.

Garz, Detlef / Kraimer, Klaus: „Die Welt als Text". In: *Die Welt als Text. Theorie, Kritik und Praxis der objektiven Hermeneutik.* Frankfurt 1994.

Göppel, Rolf / Zander, Margherita (Hrsg.): *Resilienz aus der Sicht der betroffenen Subjekte. Die autobiografische Perspektive.* Weinheim 2017.

Höfler, M.: „Die Förderung der Resilienz Erwachsener – Systematische Identifikation von psychischen Schutzfaktoren und pädagogische Handlungsansätze für ihre Entwicklung". In: *Universität Jena*, 2016.

Höfler, M.: Resilienzförderung. *Ein kurzer Überblick zum aktuellen Stand der Resilienzforschung*. In: Präv Gesundheitsf 2018, 13. 7–11 DOI 10.1007/s11553-017- 0608-z. Online publiziert: 25. August 2017.

Jeßing, Benedikt: *Neuere deutsche Literaturgeschichte. Eine Einführung.* 3., durchgesehene Auflage. Tübingen 2015.

Karidi, Maria / Schneider, Martin / Gutwald, Rebecca (Hrsg.): *Resilienz. Interdisziplinäre Perspektiven zu Wandel und Transformation.* Wiesbaden 2018.

Kersting, Wolfgang / Langbehn, Claus (Hrsg.): *Kritik der Lebenskunst.* Frankfurt 2007.

Kunzler, A. M. / Gilan, D. A. / Kalisch, R. / Tüscher, O. / Lieb, K.: *Aktuelle Konzepte der Resilienzforschung.* Nervenarzt 2018.89:747–753. Online publiziert: 23. Mai 2018 © Der/die Autor(en) 2018. https://doi.org/10.1007/s00115-018-0529-x.

Lehr, Ursula: *Psychologie des Alterns*. 9. Auflage. Wiebelsheim 2000.

Leppert, Karena / Koch, Benjamin / Brähler, Elmar / Strauß, Bernhard: „Die Resilienzskala (RS). Überprüfung der Langform RS-25 und einer Kurzform RS-13". In: *Klinische Diagnostik und Evaluation*, 1. Jahrgang, 226–243, Göttingen.

Lindert, J. / Schick, A. et. al.: „Verläufe von Resilienz – Beispiele aus Längsschnittstudien". In: *Nervenarzt* 2018, 89. 759–765. Springer Nature, 2018. In: https://doi.org/10.1007/s00115-018-0536-y.

Lützner-Lay, Erika: *Trauma und Resilienz in Beratung und Therapie. Wie die Schatten unserer Geschichte uns begleiten und die Lebenskraft uns trägt.* Wiesbaden 2016.

Lyssenko, L. / Rottmann, N. / Bengel, Jürgen: „Resilienzforschung. Relevanz für Prävention und Gesundheitsförderung". In: Bundesgesundheitsbl 2010, 53. 1067– 1072 DOI 10.1007/s00103-010-1127-7. Springer-Verlag 2010. Online publiziert: 28. September 2010.

Martens, Jens-Uwe / Begus, Birgit M.: *Das Geheimnis seelischer Kraft. Wie Sie durch Resilienz Schicksalsschläge und Krisen überwinden.* Stuttgart 2016.

Rönnau-Böse, Maike / Fröhlich-Gildhoff, Klaus: *Resilienz und Resilienzförderung über die Lebensspanne.* 2., erweiterte und aktualisierte Auflage. Stuttgart 2020.

Schößler, Franziska: *Literaturwissenschaft als Kulturwissenschaft*. Tübingen 2006.

Schumacher, Jörg / Leppert, Karena et. al.: „Die Resilienzskala. Ein Fragebogen zur Erfassung der psychischen Widerstandfähigkeit als Personmerkmal“. In: *Zeitschrift für klinische Psychologie, Psychatrie und Psychotherapie*. 19. Juni 2004.

Siegrist, Ulrich: *Der Resilienzprozess. Ein Modell zur Bewältigung von Krankheitsfolgen im Arbeitsleben.* Wiesbaden 2010.

Unseld, Siegfried: *Goethe und der Ginkgo. Ein Baum und ein Gedicht.* Frankfurt 1998,

Welter-Enderlin, Rosmarie / Hildenbrand, Bruno (Hrsg.): *Resilienz. Gedeihen trotz widriger Umstände*. Heidelberg 2006.

Wilpert, Gero von: *Sachwörterbuch der Literatur*. Stuttgart 1979.

Wink, Rüdiger (Hrsg.): *Multidisziplinäre Perspektiven der Resilienzforschung*. Wiesbaden 2016.

Wunsch, Albert: *Mit mehr Selbst zum stabilen ICH! Resilienz als Basis der Persönlichkeitsbildung.* 2., aktualisierte und erweiterte Auflage. Berlin 2018.

Zander, Margherita (Hrsg.) / Mit herausgegeben von Roemer, Martin: *Handbuch Resilienzförderung*. Wiesbaden 2011.

Zander, Margherita: *Armes Kind – starkes Kind? Die Chance der Resilienz*. 3. Auflage, Wiesbaden 2010.

Zum Autor:

Wolfram Frietsch. Dr. phil., M.A.
Studium der Neueren deutschen Literaturwissenschaft, Musikwissenschaft, Mediävistik und Politikwissenschaft; 1. und 2. Staatsexamen für die Laufbahn des höheren Schuldienstes; Autor, Vortragender, Dozent in der Erwachsenenbildung mit den Schwerpunkten Philosophie, Literatur, Politik, Musik, die Psychologie C. G. Jungs und Betriebliche Kommunikation; Vorsitzender der Gesellschaft für angewandte Philosophie in Baden-Baden; Vorsitzender des gemeinnützigen Vereins: Resilienz und Literatur e. V.
www.resilienz-literatur.de

Vom selben Autor sind in der Resilienzreihe erschienen ...

„Wilhelm Meister, Anton Reiser und Ich“
Versuch über Resilienz in der Literatur

149 Seiten / Ergon Verlag 2022 / ISBN 978-3-98740-003-2 und E-Book

Das Resilienzbuch der Literatur
Wie Resilienz-Strategien in Romanen, Erzählungen und Gedichten gefunden und praktisch genutzt werden können
222 Seiten / resilienz-verlag.de / ISBN 978-3-911069-007 und E-Book

Resilienz in der Literatur
Methodisch-theoretische Grundlagen
244 Seiten / resilienz-verlag.de / ISBN 978-3-911069-045 und E-Book

Poesie trifft Resilienz
Über die Heilkraft des Poetischen
192 Seiten / resilienz-verlag.de / ISBN 978-3-911069-069 und E-Book

Weitere Titel zur Erforschung von Resilienz und Literatur folgen ...

Schule und Resilienz – Didaktische Grundlagen für Lernen und Unterricht
Pop trifft Resilienz – Resilienz in Popsongs
Resilienz trifft Film – Resilienz in Filmen
www.resilienz-verlag.de